# Infezione da Citomegalovirus Demistificata

## Un Approccio Completo e Pratico per Comprendere Sintomi, Cause, Trattamenti e Sconfiggere la Condizione

### | Cose Che Devi Sapere |

## Isabella White

# Copyright © 2024 di Isabella White.



**Disclaimer:** *Le informazioni fornite in questo libro non sono state valutate dalla FDA e non sono destinate a diagnosticare, trattare, curare o prevenire alcuna malattia o condizione di salute. Il contenuto è solo a scopo informativo ed educativo. Non è inteso come sostituto del consiglio medico del proprio medico o di altro professionista medico. Si prega di consultare un operatore sanitario qualificato per qualsiasi problema di salute. L'autore e l'editore declinano ogni responsabilità per eventuali effetti negativi derivanti dall'applicazione delle informazioni qui fornite.*

# Informazioni sul Libro

*Infezione da Citomegalovirus Demistificata* è una guida essenziale per chiunque voglia comprendere meglio questa condizione pervasiva ma spesso fraintesa. Con la sua copertura completa del CMV, compreso il suo potenziale impatto, le strategie di gestione e le misure preventive, questo libro è una risorsa autorevole che può aiutarti a rimanere informato e a prendere il controllo della tua salute. Che tu sia un operatore sanitario, un paziente o qualcuno interessato a conoscere il CMV, *Infezione da Citomegalovirus Demistificata* è una lettura obbligata.

La meticolosa ricerca di White e lo stile di scrittura accessibile rendono questo libro una risorsa inestimabile per coloro che vivono con il CMV, le loro famiglie, gli operatori sanitari e chiunque sia interessato alla salute pubblica. I capitoli dettagliati del libro coprono tutto, dalla biologia di base del virus agli ultimi progressi nel trattamento e alla continua ricerca di un vaccino.

Combinando precisione scientifica e narrazione empatica, ***Infezione da Citomegalovirus Demistificata*** illumina e rassicura le persone colpite dal CMV, fornendo loro conforto e ottimismo. È una testimonianza della resilienza dei pazienti e dell'impegno della comunità medica nel combattere questa minaccia silenziosa.

Che tu sia un professionista medico, un paziente o qualcuno che cerca di espandere le proprie conoscenze, questo libro sarà uno strumento cruciale nel tuo arsenale contro il CMV. Unisciti a Isabella White in un viaggio di scoperta e empowerment con ***Infezione da Citomegalovirus Demistificata.***

# Circa L'autore

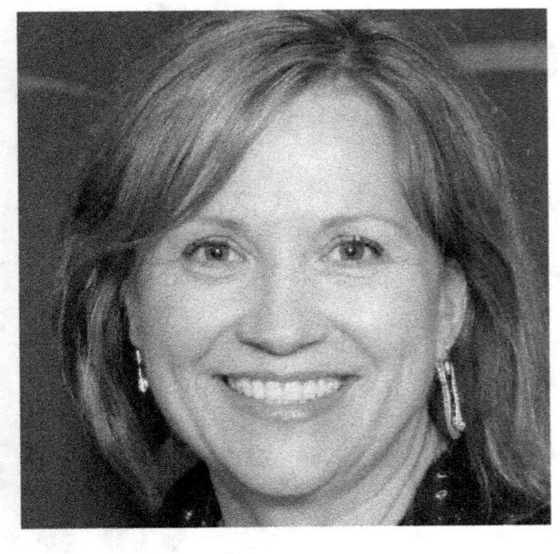

**Isabella White** porta profonda competenza e compassione nell'illuminare le sfide della salute attraverso la sua scrittura. In qualità di professionista della medicina integrativa, fonde le conoscenze mediche convenzionali con approcci olistici basati sull'evidenza.

La Dott. ssa White ha conseguito la laurea in medicina e un master in medicina tradizionale cinese presso l'Università di Washington. Ha oltre 15 anni di esperienza clinica, consentendo ai pazienti di ottimizzare la propria salute e il proprio benessere.

In qualità di scrittore esperto di salute, il Dr. White è rinomato per aver distillato concetti medici complessi in un linguaggio accessibile e coinvolgente. Ha pubblicato articoli sulle tecniche integrative in riviste e libri di medicina.

Con oltre un decennio immerso nella ricerca e nell'istruzione, il Dr. White offre ai lettori approfondimenti scientificamente rigorosi ma allo stesso tempo umanistici. La sua esperienza clinica e il suo apprezzamento per il punto di vista dei pazienti fanno sì che i suoi scritti raggiungano un pubblico diversificato.

Il Dr. White mira a fornire ai lettori gli strumenti necessari per garantire cure e risultati ottimali spiegando argomenti relativi alla salute con saggezza, empatia e sensibilità. Porta chiarezza, rassicurazione e speranza fondate sulla scienza e sulla compassione.

# Sommario

**Capitolo 9**

# INTRODUZIONE

Il citomegalovirus (CMV) è un'infezione virale diffusa della famiglia dei virus dell'herpes. È comune e spesso asintomatico, il che significa che molti lo contraggono senza rendersene conto. Tuttavia, per alcuni individui, come quelli con un sistema immunitario indebolito o le donne incinte, il CMV può comportare seri rischi per la salute.

La prevalenza del CMV è sconcertante, con stime che suggeriscono che tra il 50% e l'80% degli adulti negli Stati Uniti sono stati infettati dal virus prima dei 40 anni di età. Mentre la maggior parte degli individui sani che contraggono il CMV non presentano sintomi o presentano solo sintomi lievi, simil-influenzali, il virus può avere gravi conseguenze per gruppi specifici.

Per gli individui con un sistema immunitario compromesso, come quelli sottoposti a trapianti di organi, che ricevono cure contro il cancro o che vivono con l'HIV/AIDS, il CMV può causare complicazioni potenzialmente letali. In questi casi, il virus può portare a gravi infezioni che colpiscono vari organi, inclusi polmoni, fegato, cervello e occhi.

Le donne incinte che contraggono il CMV per la prima volta durante la gravidanza possono potenzialmente trasmettere l'infezione al feto, una condizione nota come CMV congenito. Ciò può provocare disabilità congenite devastanti, tra cui perdita dell'udito, disturbi della vista, disabilità intellettive e persino nati morti o aborti spontanei.

Nonostante la sua prevalenza e i potenziali rischi, molte persone non sono consapevoli del CMV o ne sottovalutano l'impatto. Questa mancanza di consapevolezza porta spesso a misure preventive inadeguate, a diagnosi ritardate e a una gestione non ottimale dell'infezione e delle sue conseguenze.

## L'importanza della Consapevolezza e Dell'educazione

Aumentare la consapevolezza e promuovere l'informazione sul citomegalovirus (CMV) è fondamentale per diversi motivi. Innanzitutto, aiuta le persone a comprendere i potenziali rischi e gli impatti dell'infezione, in particolare quelli con un sistema immunitario indebolito o le donne incinte.

Molte persone non sono consapevoli dei pericoli del citomegalovirus (CMV) e presumono che si tratti di un virus innocuo senza conseguenze significative. Ciò può portare a un falso senso di sicurezza e comportare la mancata adozione delle precauzioni necessarie o la mancata richiesta di cure mediche tempestive. È fondamentale capire che questo malinteso può avere gravi conseguenze e dobbiamo informarci sui rischi associati al CMV.

Inoltre, una conoscenza limitata del CMV può contribuire a una diagnosi ritardata e a una gestione inadeguata dell'infezione. Gli operatori sanitari possono trascurare o diagnosticare erroneamente i sintomi correlati al CMV, portando a mancate opportunità di intervento e trattamento precoci.

Anche l'educazione e la consapevolezza svolgono un ruolo fondamentale nel prevenire la diffusione del CMV. Comprendendo le modalità di trasmissione e implementando pratiche igieniche adeguate, gli individui possono ridurre il rischio di contrarre o trasmettere il virus a popolazioni vulnerabili, come neonati e individui immunocompromessi.

Una maggiore consapevolezza ed educazione possono anche facilitare discussioni aperte sul CMV, abbattendo gli stigmi e le idee sbagliate che possono esistere intorno all'infezione. Questo dialogo aperto può incoraggiare le persone a cercare supporto, condividere le proprie esperienze e contribuire a una comprensione più completa della condizione.

Inoltre, la sensibilizzazione può guidare gli sforzi di ricerca e le opportunità di finanziamento per sviluppare metodi diagnostici, trattamenti e misure preventive migliori contro il CMV. Man mano che sempre più persone verranno informate sulle potenziali conseguenze dell'infezione, aumenterà la domanda di soluzioni efficaci e il sostegno agli sforzi scientifici in questo settore.

Questo libro mira a promuovere la consapevolezza e l'educazione sul CMV fornendo agli individui la conoscenza e la comprensione. Consente ai lettori di prendere decisioni informate, cercare cure mediche adeguate e attuare misure preventive per proteggere se stessi e i propri cari dai potenziali rischi associati a questa diffusa infezione virale.

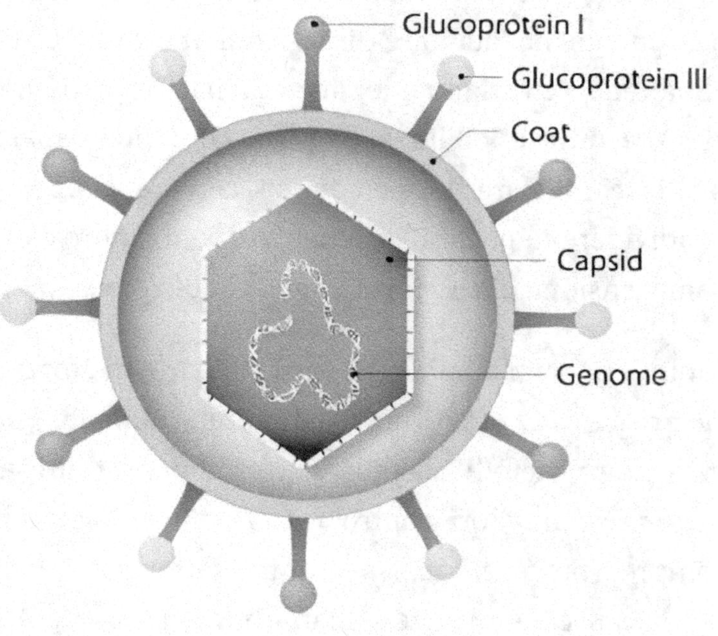

# Capitolo 1

# LE BASI DEL CITOMEGALOVIRUS

## Cos'è il Citomegalovirus?

Il citomegalovirus (CMV) è un membro della famiglia dei virus dell'herpes, un gruppo di virus noti per stabilire infezioni permanenti nel corpo umano. A differenza di altri virus dell'herpes ben noti, come quelli che causano l'herpes labiale o la varicella, il CMV colpisce principalmente cellule e tessuti specifici all'interno del corpo piuttosto che causare infezioni cutanee diffuse.

Fondamentalmente, il CMV è un virus complesso e altamente adattivo che si è evoluto insieme agli esseri umani per secoli. È in grado di eludere le difese immunitarie del corpo, permettendogli di persistere in uno stato dormiente all'interno delle cellule per periodi prolungati senza causare sintomi evidenti. Questa capacità di non essere rilevata è uno dei motivi per cui le infezioni da CMV sono così diffuse, con una parte significativa della popolazione mondiale portatrice del virus senza nemmeno rendersene conto.

Nonostante la sua natura furtiva, il CMV non è sempre innocuo. Negli individui con un sistema immunitario indebolito, come quelli sottoposti a trapianti di organi, che ricevono cure contro il cancro o che vivono con l'HIV/AIDS, il virus può riattivarsi e causare gravi complicazioni che colpiscono vari organi, inclusi polmoni, fegato, cervello e occhi. Inoltre, le donne incinte che contraggono un'infezione primaria da CMV durante la gravidanza possono potenzialmente trasmettere il virus al feto, causando il CMV congenito. Questa condizione può provocare gravi disabilità congenite e disabilità dello sviluppo a lungo termine.

Sebbene il CMV sia noto principalmente per il suo impatto sulle popolazioni vulnerabili, è importante notare che anche gli individui sani possono manifestare sintomi da lievi a moderati quando vengono inizialmente infettati dal virus. Questi sintomi possono variare da affaticamento e febbre a ghiandole gonfie e mal di gola, spesso imitando quelli di altre comuni infezioni virali come l'influenza o la mononucleosi.

È fondamentale che gli individui, gli operatori sanitari e le autorità sanitarie pubbliche comprendano la natura del CMV, le sue modalità di trasmissione e il suo potenziale di causare danni in circostanze specifiche. Demistificando questo virus complesso e aumentando la consapevolezza sulla sua esistenza e sulle potenziali conseguenze, possiamo prevenirne la diffusione, gestirne l'impatto e, infine, vincere le sfide di questa infezione persistente e adattabile.

## Prospettiva Storica

La storia del citomegalovirus (CMV) è una storia intrigante che abbraccia secoli e si intreccia con importanti scoperte scientifiche e progressi medici. Sebbene il virus sia probabilmente coesistito con gli esseri umani per migliaia di anni, la sua identificazione e comprensione formale si sono evolute, riflettendo il progresso delle conoscenze mediche e delle capacità tecnologiche.

Il primo riferimento noto al CMV può essere fatto risalire alla fine del XIX secolo, quando due patologi tedeschi, Hugo Ribbert e Johann Ritter von Rittershain, osservarono indipendentemente cellule anormalmente grandi nei polmoni e nei reni di neonati nati morti. Queste cellule ingrandite, in seguito chiamate cellule "citomegaliche", furono i primi indizi dell'esistenza di un agente patogeno sconosciuto.

Negli anni '50 si sono verificati progressi significativi nella ricerca sul CMV. Nel 1954, Margaret Gladys Smith, virologa del Viral and Rickettsial Disease Laboratory di Boston, isolò e coltivò con successo il virus da due casi che coinvolgevano neonati con malattia congenita da inclusioni citomegaliche. Questo risultato rivoluzionario ha aperto la strada a ulteriori indagini sulla natura e sul comportamento del virus.

Nel corso dei decenni successivi, i ricercatori di tutto il mondo hanno dedicato notevoli sforzi per svelare i misteri del CMV. I progressi nella biologia molecolare, nell'immunologia e nelle tecnologie diagnostiche hanno svolto un ruolo cruciale nell'approfondire la nostra comprensione della struttura del virus, delle modalità di trasmissione e della sua capacità di eludere il sistema immunitario umano.

Una delle pietre miliari più significative nella ricerca sul CMV è arrivata negli anni '80, quando il virus fu riconosciuto come una delle principali cause di infezioni potenzialmente letali in individui con un sistema immunitario indebolito, in particolare quelli sottoposti a trapianti di organi o che vivono con l'HIV/AIDS. Questa consapevolezza ha evidenziato l'urgente necessità di trattamenti antivirali efficaci e misure preventive per proteggere queste popolazioni vulnerabili.

Oggi, il CMV rimane oggetto di intense indagini scientifiche, con ricerche in corso focalizzate sullo sviluppo di strumenti diagnostici migliorati, terapie antivirali più efficaci e potenziali candidati vaccini.

Al giorno d'oggi, molte persone hanno accesso a tecniche molecolari molto avanzate che ci hanno aiutato a imparare molto su come il CMV influenza e modifica il sistema immunitario umano. Questo ci ha aiutato a comprendere ancora meglio questo virus impegnativo e complicato.

## Prevalenza ed Epidemiologia

Il citomegalovirus (CMV) è una delle infezioni virali più diffuse a livello mondiale e colpisce individui di tutte le regioni geografiche, livelli socioeconomici e fasce di età. La prevalenza e l'epidemiologia del CMV sono sorprendenti e riflettono la capacità del virus di diffondersi in modo efficiente e di instaurare infezioni permanenti nel corpo umano.

A livello globale, si stima che oltre la metà della popolazione mondiale sia portatrice del CMV, con tassi di sieroprevalenza (la presenza di anticorpi che indicano un'esposizione passata) che vanno dal 45% al 100% in diversi paesi e popolazioni. Nelle nazioni sviluppate come gli Stati Uniti e l'Europa occidentale, i tassi di sieroprevalenza variano tipicamente dal 50% all'80% tra gli adulti, aumentando con l'età.

Tuttavia, la prevalenza del CMV è generalmente più elevata nei paesi in via di sviluppo e nelle regioni con uno status socioeconomico inferiore, dove fattori come il sovraffollamento, le scarse condizioni igienico-sanitarie e l'accesso limitato all'assistenza sanitaria possono contribuire a una trasmissione più rapida. In alcune parti dell'Africa, dell'Asia e dell'America Latina, i tassi di sieroprevalenza possono superare il 90% in alcuni gruppi di popolazione.

È interessante notare che la prevalenza del CMV varia anche in base a specifiche caratteristiche demografiche. Le donne tendono ad avere tassi di sieroprevalenza più elevati rispetto agli uomini, probabilmente a causa della maggiore esposizione attraverso la cura dei bambini e le responsabilità di assistenza. Inoltre, gli individui provenienti da contesti socioeconomici inferiori e coloro che vivono in condizioni di vita affollate corrono un rischio maggiore di contrarre il CMV a causa dell'esposizione più frequente al virus attraverso contatti stretti e ambienti condivisi.

Le modalità di trasmissione del CMV sono diverse, il che contribuisce alla sua natura diffusa. Il virus può essere trasmesso attraverso i fluidi corporei, come la saliva, l'urina, il sangue e il latte materno, nonché attraverso il contatto personale ravvicinato, l'attività sessuale e la trasmissione verticale da madre a figlio durante la gravidanza o il parto. Questa moltitudine di vie di trasmissione rende difficile prevenire completamente l'esposizione, in particolare nelle popolazioni con CMV ad alta prevalenza.

Sebbene le infezioni da CMV siano generalmente asintomatiche o causino sintomi lievi in individui sani, il virus può comportare rischi significativi per alcune popolazioni vulnerabili. Il CMV congenito, che si verifica quando il virus viene trasmesso da una madre infetta al feto, è una delle principali cause di disabilità congenite e disabilità dello sviluppo in tutto il mondo. Inoltre, il CMV rappresenta una minaccia significativa per le persone con un sistema immunitario indebolito, come i pazienti sottoposti a trapianto di organi, i pazienti affetti da cancro sottoposti a chemioterapia e coloro che vivono con l'HIV/AIDS.

Comprendere la prevalenza e l'epidemiologia del CMV è fondamentale per sviluppare strategie efficaci di sanità pubblica, attuare misure preventive e dare priorità agli sforzi di ricerca per affrontare le sfide poste da questa diffusa infezione virale. Riconoscendo il peso globale del CMV e il suo potenziale impatto, possiamo allocare meglio le risorse e personalizzare gli interventi per proteggere le popolazioni più vulnerabili.

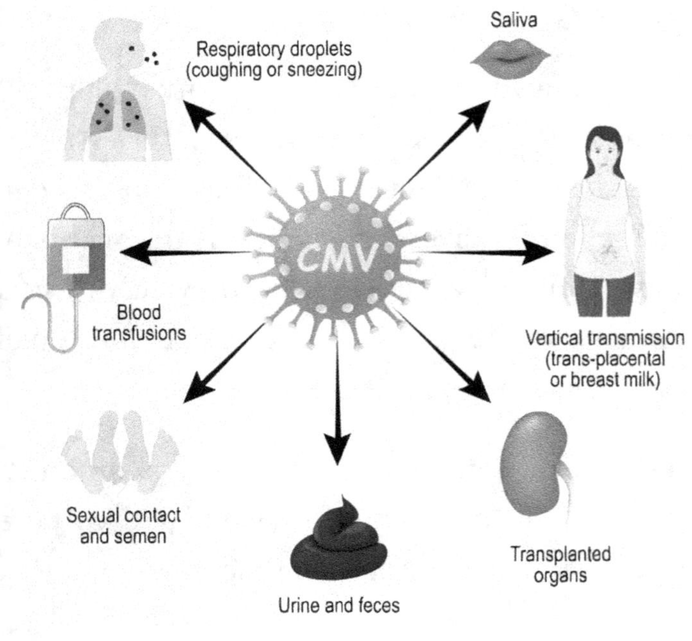

## Capitolo 2

# TRASMISSIONE E FATTORI DI RISCHIO

## Come si Diffonde il CMV

Il citomegalovirus (CMV) è un virus altamente contagioso che può essere trasmesso attraverso varie vie, rendendolo un'infezione diffusa e persistente. Comprendere le diverse modalità di trasmissione è fondamentale per attuare misure preventive efficaci e proteggere le popolazioni vulnerabili dalle potenziali conseguenze del CMV.

Uno dei modi principali in cui il CMV si diffonde è attraverso il contatto diretto con i fluidi corporei, come saliva, urina, sangue, sperma e latte materno, di un individuo infetto. Ciò può verificarsi attraverso attività come baci, condivisione di utensili o contenitori per bere, contatto sessuale o esposizione a secrezioni infette durante il parto o l'allattamento al seno.

Il CMV può essere trasmesso anche attraverso uno stretto contatto personale, in particolare in ambienti in cui le persone vivono o lavorano nelle immediate vicinanze. Questa modalità di trasmissione è particolarmente rilevante negli asili nido, nelle scuole e nelle strutture di assistenza a lungo termine, dove il virus può facilmente diffondersi attraverso giocattoli, superfici o attività di assistenza condivise.

Un'altra via significativa di trasmissione del CMV è la trasmissione verticale, che si verifica quando una madre infetta trasmette il virus al feto durante la gravidanza o al neonato durante il parto. Questo tipo di trasmissione può portare al CMV congenito. Questa condizione può causare gravi disabilità congenite e disabilità dello sviluppo a lungo termine nel bambino affetto.

Oltre a queste vie, il CMV può essere trasmesso anche attraverso il trapianto di organi o le trasfusioni di sangue. Tuttavia, rigorosi controlli e misure di sicurezza hanno ridotto significativamente il rischio di trasmissione attraverso questi mezzi in molti paesi sviluppati.

È importante notare che gli individui con un sistema immunitario indebolito, come i riceventi di trapianto di organi, gli individui sottoposti a cure contro il cancro o coloro che vivono con l'HIV/AIDS, corrono un rischio maggiore di contrarre il CMV o di sperimentare la riattivazione di un'infezione precedentemente dormiente. In questi casi, il virus può causare complicazioni gravi e pericolose per la vita che colpiscono vari organi e sistemi.

## Popolazioni ad Alto Rischio

Sebbene le infezioni da citomegalovirus (CMV) siano generalmente asintomatiche o causino sintomi lievi in individui sani, alcune popolazioni corrono un rischio maggiore di sviluppare gravi complicazioni dovute al virus. Comprendere questi gruppi ad alto rischio è fondamentale per attuare misure preventive mirate e garantire cure mediche adeguate.

- **Neonati con CMV congenito:**
  Il CMV congenito, che si verifica quando il virus viene trasmesso da una madre infetta al feto durante la gravidanza, è uno dei fattori di rischio più significativi. I neonati nati con CMV congenito corrono il rischio di sviluppare una serie di disabilità congenite e disabilità a lungo termine, tra cui perdita dell'udito, disturbi della vista, disabilità intellettive e ritardi dello sviluppo. L'identificazione e il trattamento precoci sono cruciali per ridurre al minimo il potenziale impatto su questi neonati.

- **Individui con sistema immunitario debole:**
  Le persone con un sistema immunitario compromesso corrono un rischio maggiore di sviluppare gravi infezioni da CMV. Ciò include i destinatari di trapianti di organi, gli individui sottoposti a cure contro il cancro (in particolare quelli che ricevono trapianti di

cellule staminali o midollo osseo) e coloro che vivono con l'HIV/AIDS. In questi casi, il CMV può riattivarsi da uno stato precedentemente dormiente e causare complicazioni potenzialmente letali che colpiscono vari organi, come polmonite, malattie gastrointestinali e retinite (un'infezione della retina che può portare alla perdita della vista).

- **Neonati prematuri:**

  I neonati prematuri, in particolare quelli nati prima delle 32 settimane di gestazione o con peso alla nascita molto basso, corrono un rischio maggiore di sviluppare gravi infezioni da CMV. Il loro sistema immunitario immaturo e le degenze ospedaliere prolungate li rendono più suscettibili a contrarre il virus, che può portare a gravi complicazioni come polmonite, epatite e problemi neurologici.

- **Operatore sanitario:**

  Gli operatori sanitari, in particolare quelli che lavorano in ambienti con un'elevata prevalenza di CMV, come le unità neonatali o di trapianto, corrono un rischio elevato di esposizione professionale al virus. Misure preventive adeguate, compresi i dispositivi di protezione individuale e l'adesione ai protocolli di controllo delle infezioni, sono essenziali per ridurre al minimo il rischio di trasmissione.

- **Individui nelle impostazioni dei contatti stretti:**
  Il CMV può diffondersi rapidamente in ambienti in cui le persone vivono o lavorano a stretto contatto, come asili nido, scuole, strutture di assistenza a lungo termine e caserme militari. I bambini e gli operatori sanitari in questi contesti corrono un rischio maggiore di contrarre il virus a causa della maggiore probabilità di esposizione a fluidi corporei e di stretto contatto personale.

Identificare e comprendere queste popolazioni ad alto rischio è vitale per implementare strategie di prevenzione mirate, come promuovere la consapevolezza, praticare una buona igiene e aderire ai protocolli di controllo delle infezioni. Inoltre, la diagnosi precoce e la gestione medica appropriata sono fondamentali per ridurre al minimo le potenziali complicanze e le conseguenze a lungo termine delle infezioni da CMV in questi gruppi vulnerabili.

## Misure Preventive

Prevenire la trasmissione del citomegalovirus (CMV) è fondamentale, soprattutto per proteggere le popolazioni ad alto rischio dalle potenziali conseguenze dell'infezione. Anche se l'eradicazione completa del CMV potrebbe non essere fattibile a causa della sua natura diffusa, varie misure preventive possono ridurre significativamente il rischio di trasmissione e minimizzare l'impatto del virus.

- **Praticare una buona igiene:** Mantenere una corretta igiene delle mani è una delle misure più efficaci contro la diffusione del CMV. È fondamentale lavarsi frequentemente le mani con acqua e sapone, soprattutto dopo aver maneggiato fluidi corporei, cambiato pannolini o essere entrati in contatto con superfici potenzialmente contaminate. Per ridurre al minimo il rischio di trasmissione, è inoltre consigliabile coprire chi tossisce e starnutisce, evitare di condividere oggetti personali come utensili o contenitori per bevande e mantenere l'ambiente pulito.

- **Implementazione di misure di controllo delle infezioni:**
  Negli ambienti sanitari, il rigoroso rispetto dei protocolli di controllo delle infezioni è vitale per prevenire la diffusione del CMV. Ciò include l'uso di dispositivi di protezione individuale (DPI) durante la manipolazione dei fluidi corporei, un'adeguata disinfezione e sterilizzazione delle apparecchiature mediche e il rispetto delle precauzioni standard per la cura del paziente.

- **Screening e test:**
  Screening e test regolari per il CMV possono aiutare a identificare gli individui infetti, soprattutto nelle popolazioni ad alto rischio come le donne incinte, i destinatari di trapianti di organi e cellule staminali e gli

individui con un sistema immunitario compromesso. La diagnosi precoce consente un intervento e un trattamento tempestivi, riducendo il rischio di gravi complicanze.

- **Manipolazione sicura del sangue e dei fluidi corporei:**
  Garantire la sicurezza dei prodotti sanguigni e di altri fluidi corporei è fondamentale per prevenire la trasmissione del CMV. Le banche del sangue e le strutture sanitarie dovrebbero implementare misure di screening rigorose e seguire protocolli rigorosi per la manipolazione e il trattamento del sangue e degli emoderivati per ridurre al minimo il rischio di trasmissione del CMV attraverso trasfusioni o trapianti di organi.

- **Assistenza prenatale ed educazione:**
  Per le donne incinte è essenziale ricevere cure prenatali regolari e ricevere informazioni sul CMV. Gli operatori sanitari dovrebbero discutere i rischi del CMV durante la gravidanza, raccomandare precauzioni appropriate (come evitare il contatto con i

fluidi corporei dei bambini piccoli) e offrire servizi di screening e consulenza alle future mamme.

- **Sviluppo del vaccino:**
  Sebbene non sia disponibile un vaccino contro il CMV autorizzato, la ricerca in corso si concentra sullo sviluppo di vaccini sicuri ed efficaci per prevenire le infezioni da CMV, in particolare nelle popolazioni ad alto rischio. Il successo dello sviluppo di un vaccino potrebbe ridurre significativamente il peso del CMV e proteggere gli individui vulnerabili dalle potenziali conseguenze dell'infezione.

L'implementazione di una combinazione di queste misure preventive su misura per specifiche popolazioni e ambienti ad alto rischio può ridurre significativamente il rischio di trasmissione del CMV e minimizzare il potenziale impatto del virus. Attraverso un approccio globale che ponga l'accento sull'educazione, l'igiene, il controllo delle infezioni e gli interventi mirati, possiamo lavorare per vincere le sfide di questa diffusa infezione virale.

# Capitolo 3

# SEGNI E SINTOMI

## Riconoscere L'infezione da CMV

Il citomegalovirus (CMV) viene spesso definito un virus "silenzioso" o "invisibile" perché molti individui che contraggono l'infezione non presentano sintomi o presentano solo sintomi lievi e non specifici che possono essere facilmente confusi con altre malattie comuni.

Tuttavia, riconoscere i potenziali segni e sintomi dell'infezione da CMV è fondamentale, soprattutto per gli individui appartenenti a gruppi ad alto rischio, poiché può aiutare nella diagnosi precoce e nel trattamento tempestivo, potenzialmente prevenendo gravi complicanze.

Negli individui sani con un sistema immunitario robusto, l'infezione iniziale da CMV, nota come infezione primaria, può presentarsi con sintomi simil-influenzali come:

1. Stanchezza e debolezza
2. Febbre
3. Mal di gola
4. Dolori muscolari
5. Linfonodi ingrossati

Questi sintomi sono generalmente lievi e possono passare inosservati o essere attribuiti ad altre infezioni virali. Tuttavia, in alcuni casi, l'infezione primaria da CMV può causare sintomi più gravi, tra cui una malattia simile alla mononucleosi con febbre prolungata, estremo affaticamento e ingrossamento della milza o del fegato.

È importante notare che dopo l'infezione iniziale, il CMV diventa latente, ovvero rimane dormiente nel corpo senza causare alcun sintomo. Tuttavia, negli individui con un sistema immunitario indebolito, come i riceventi di trapianto di organi, quelli sottoposti a cure contro il cancro o gli individui che vivono con l'HIV/AIDS, il CMV latente può riattivarsi e causare complicazioni significative.

I sintomi della riattivazione del CMV o dell'infezione grave negli individui immunocompromessi possono variare a seconda del sistema d'organo interessato ma possono includere:

1. **Polmonite:** Tosse, mancanza di respiro e febbre
2. **Malattia gastrointestinale:** Dolore addominale, diarrea e nausea
3. **Retinite:** Problemi di vista, corpi volanti e potenzialmente perdita della vista
4. **Epatite:** Ingiallimento della pelle e degli occhi, dolore addominale e affaticamento
5. **Encefalite:** Mal di testa, confusione, convulsioni e deficit neurologici

Nei neonati con CMV congenito (acquisito dalle madri durante la gravidanza), i sintomi possono essere devastanti e possono includere:

1. Nascita prematura
2. Taglia piccola per l'età gestazionale
3. Ittero

4. Eruzione cutanea o scolorimento della pelle viola

5. Perdita dell'udito

6. Problemi di vista

7. Ritardi dello sviluppo o disabilità intellettive

Sebbene molte infezioni da CMV possano essere asintomatiche o presentarsi con sintomi lievi e non specifici, è fondamentale conoscere i potenziali segni e rivolgersi al medico, soprattutto per i soggetti appartenenti a gruppi ad alto rischio o per coloro che presentano sintomi persistenti o gravi. Il riconoscimento e la diagnosi precoce possono migliorare significativamente la gestione e gli esiti dell'infezione da CMV, prevenendo potenziali complicazioni e proteggendo la salute delle popolazioni vulnerabili.

## Sintomi in Diversi dati Demografici

Il citomegalovirus (CMV) può colpire individui di tutte le età e dati demografici; tuttavia, i sintomi e la gravità dell'infezione possono variare in modo significativo a seconda dell'età, dello stato immunitario e della salute generale dell'individuo.

Comprendere come il CMV si presenta nei diversi gruppi demografici è fondamentale per il riconoscimento precoce, una diagnosi accurata e una gestione adeguata.

- **Neonati e lattanti:**

  Il CMV congenito, che si verifica quando il virus viene trasmesso da una madre infetta al feto durante la gravidanza, può avere conseguenze devastanti per neonati e bambini. I sintomi possono includere parto prematuro, basso peso alla nascita, ittero, epatosplenomegalia (ingrossamento del fegato e della milza), eruzione petecchiale, polmonite e anomalie neurologiche come microcefalia, calcificazioni cerebrali e perdita dell'udito neurosensoriale.

- **Bambini e adolescenti:**

  Nei bambini e negli adolescenti sani con un sistema immunitario robusto, l'infezione primaria da CMV è spesso asintomatica o può presentarsi con sintomi lievi e non specifici come febbre, affaticamento, mal di gola e linfonodi ingrossati. Tuttavia, alcuni bambini possono sviluppare una malattia simile alla mononucleosi con febbre prolungata, estremo affaticamento ed epatosplenomegalia.

- **Adulti sani:**

  Negli adulti sani con un sistema immunitario competente, un'infezione primaria da CMV può causare lievi sintomi simil-influenzali, tra cui febbre, affaticamento, mal di gola e linfonodi ingrossati. Tuttavia, molti individui potrebbero non manifestare sintomi o attribuire i sintomi lievi ad altre malattie virali comuni.

- **Donne incinte:**

  Per le donne incinte che contraggono un'infezione primaria da CMV durante la gravidanza, il virus può potenzialmente attraversare la placenta e infettare il feto in via di sviluppo, portando al CMV congenito. Mentre molte donne incinte infette possono essere asintomatiche o manifestare solo sintomi lievi, alcune possono sviluppare una malattia simile alla mononucleosi con febbre, affaticamento e linfonodi ingrossati.

- **Individui immunocompromessi:**

Gli individui con un sistema immunitario indebolito, come i riceventi di trapianto di organi, i malati di cancro sottoposti a chemioterapia o radioterapia e coloro che vivono con l'HIV/AIDS, corrono un rischio maggiore di gravi infezioni da CMV. I sintomi possono variare a seconda dell'apparato interessato; tuttavia, possono includere polmonite, malattie gastrointestinali, retinite (che può portare alla perdita della vista), epatite ed encefalite.

- **Anziani:**

Negli anziani, in particolare quelli con patologie preesistenti o con un sistema immunitario indebolito, l'infezione da CMV può causare sintomi e complicazioni più gravi, come polmonite, gastroenterite e problemi neurologici. La riattivazione di un'infezione latente da CMV in questa popolazione può anche contribuire alla fragilità ed esacerbare i problemi di salute esistenti.

Comprendendo la diversa presentazione dei sintomi del CMV nei diversi gruppi demografici, gli operatori sanitari possono riconoscere meglio le potenziali infezioni, avviare test diagnostici appropriati e fornire tempestive strategie di trattamento e gestione su misura per l'età dell'individuo, lo stato immunitario e la salute generale.

## Quando Rivolgersi al Medico

Sebbene le infezioni da citomegalovirus (CMV) siano spesso asintomatiche o causino solo lievi sintomi simil-influenzali in individui sani, ci sono alcune situazioni in cui è fondamentale richiedere assistenza medica immediata. Riconoscere queste circostanze può aiutare a prevenire complicazioni e garantire un'adeguata gestione delle infezioni, soprattutto per i gruppi ad alto rischio.

- **Sintomi prolungati o gravi:**
  Supponiamo che tu avverta sintomi come febbre alta, stanchezza estrema, forti mal di testa, dolori muscolari persistenti e linfonodi ingrossati che durano più di una settimana o due. In tal caso, dovresti consultare un

operatore sanitario. Questi sintomi potrebbero indicare un'infezione da CMV più grave o complicazioni, in particolare negli individui con un sistema immunitario indebolito.

- **Sintomi nei neonati e nei lattanti:**
Qualsiasi segno di malattia nei neonati o nei bambini, come scarsa alimentazione, ittero, eruzione cutanea o anomalie neurologiche, dovrebbe richiedere una valutazione medica immediata. Il CMV congenito può avere gravi conseguenze per il bambino in via di sviluppo e la diagnosi e il trattamento precoci sono essenziali per ridurre al minimo il potenziale impatto.

- **Gravidanza:**
Se sei incinta e sospetti di aver contratto il CMV, è fondamentale consultare tempestivamente un medico. Il tuo medico può ordinare test appropriati per confermare l'infezione e fornire indicazioni sulla gestione dei potenziali rischi per il tuo bambino non ancora nato, compreso il monitoraggio del

CMV congenito e la discussione delle opzioni terapeutiche disponibili.

- **Individui immunocompromessi:**

Gli individui con un sistema immunitario indebolito, come i riceventi di trapianto di organi, i malati di cancro sottoposti a chemioterapia o radioterapia e coloro che vivono con l'HIV/AIDS, dovrebbero rivolgersi al medico ai primi segni di sintomi correlati al CMV. Questi possono includere febbre, tosse, mancanza di respiro, problemi alla vista o sintomi neurologici. Il CMV può causare gravi complicazioni negli individui immunocompromessi.

- **Sintomi persistenti o in peggioramento dopo il trattamento:**

Supponiamo che ti sia stato diagnosticato il CMV e che tu abbia iniziato il trattamento, ma che i tuoi sintomi persistono o peggiorano nonostante una gestione adeguata. In tal caso, è essenziale consultare il proprio medico. Ciò potrebbe indicare la necessità di aggiustamenti nel trattamento o di ulteriori valutazioni per potenziali complicanze.

- **Preoccupazioni o incertezze:**
  Anche se i sintomi sembrano lievi o aspecifici, è sempre meglio consultare un operatore sanitario se si hanno dubbi o incertezze sulla possibilità di un'infezione da CMV. Possono fornire indicazioni, ordinare test appropriati e rispondere a qualsiasi domanda o dubbio che potresti avere riguardo all'infezione.

Rivolgendosi tempestivamente al medico in queste situazioni, i soggetti possono ricevere una diagnosi tempestiva, un trattamento appropriato e una guida sulla gestione dei potenziali rischi e complicazioni associati all'infezione da CMV. Un intervento precoce e una gestione adeguata sono fondamentali per proteggere la salute e il benessere delle persone colpite, in particolare delle popolazioni vulnerabili come neonati, donne incinte e individui con un sistema immunitario indebolito.

# Capitolo 4

# DIAGNOSI E TEST

## Test di Laboratorio per CMV

Una diagnosi accurata dell'infezione da citomegalovirus (CMV) è essenziale per una gestione e un trattamento efficaci, soprattutto nelle popolazioni ad alto rischio. Sono disponibili numerosi test di laboratorio per rilevare la presenza del virus, misurare la risposta immunitaria dell'organismo e determinare lo stadio e la gravità dell'infezione.

- **Cultura virale:**
  La coltura virale è un metodo diagnostico tradizionale che prevede la coltivazione del virus da un campione di fluidi corporei, come

sangue, urina o secrezioni respiratorie. Sebbene questo metodo sia altamente specifico, richiede tempo e potrebbero essere necessarie diverse settimane per ottenere risultati. La coltura virale viene generalmente utilizzata per diagnosticare il CMV congenito nei neonati o monitorare la progressione dell'infezione da CMV nei soggetti immunocompromessi.

- **Test della reazione a catena della polimerasi (PCR):**
Il test PCR è una tecnica diagnostica molecolare altamente sensibile e specifica in grado di rilevare la presenza di DNA o RNA di CMV in vari fluidi corporei, inclusi sangue, urina e liquido cerebrospinale (CSF). Questo test è particolarmente utile per diagnosticare infezioni attive da CMV, monitorare la carica virale e valutare l'efficacia del trattamento antivirale.

- **Test sierologici:**
I test sierologici, come i test di immunoassorbimento enzimatico (ELISA) o i

test di immunofluorescenza, rilevano la presenza di anticorpi contro il CMV nel sangue del paziente. Questi test possono aiutare a determinare se un individuo è stato precedentemente esposto al virus e possono aiutare nella diagnosi di infezioni da CMV primarie o riattivate.

- **Test dell'antigenemia:**
Il test dell'antigenemia è un test specializzato che rileva la presenza di antigeni CMV nel sangue del paziente. Questo test è comunemente utilizzato per monitorare la carica virale e valutare il rischio di malattia da CMV nei pazienti immunocompromessi, come i riceventi di trapianto di organi o gli individui sottoposti a chemioterapia.

- **Istopatologia e immunoistochimica:**
In alcuni casi, possono essere eseguite biopsie tissutali e i campioni vengono esaminati al microscopio per verificare la presenza di cellule citomegaliche caratteristiche o antigeni virali. Le analisi istopatologiche e immunoistochimiche possono fornire

preziose informazioni sul coinvolgimento di specifici organi o tessuti nell'infezione da CMV.

La scelta del test diagnostico dipende da vari fattori, tra cui l'età del paziente, lo stato immunitario, la presentazione clinica e il sospetto stadio dell'infezione. In molti casi, è possibile utilizzare una combinazione di test per comprendere l'infezione da CMV e guidare le decisioni terapeutiche appropriate in modo completo.

Una diagnosi accurata è fondamentale per avviare strategie di gestione tempestive ed efficaci, proteggere i soggetti ad alto rischio e prevenire potenziali complicazioni associate all'infezione da CMV.

## Imaging e Altri Strumenti Diagnostici

Sebbene i test di laboratorio siano gli strumenti diagnostici primari per rilevare e monitorare le infezioni da citomegalovirus (CMV), varie tecniche di imaging e altri metodi diagnostici possono fornire informazioni preziose sull'estensione del virus e sull'impatto sui diversi sistemi di organi.

- **Tecniche di produzione di immagini:**
    a. ***Scansioni di tomografia computerizzata (CT):*** Le scansioni TC possono rilevare il coinvolgimento di organi correlati al CMV, come polmonite, epatite o anomalie del sistema nervoso centrale (SNC). Queste immagini dettagliate possono aiutare a identificare la posizione e la gravità dell'infezione.
    b. ***Risonanza magnetica (MRI):*** La risonanza magnetica è particolarmente utile nella valutazione delle complicanze neurologiche correlate al CMV, come l'encefalite o le lesioni cerebrali. Può fornire immagini ad alta risoluzione del cervello e del midollo spinale, aiutando nella diagnosi e nel monitoraggio delle manifestazioni neurologiche correlate al CMV.
    c. ***Ecografia:*** L'ecografia prenatale può svolgere un ruolo cruciale nel rilevare segni di infezione congenita da CMV in utero, come restrizione della crescita

fetale, calcificazioni cerebrali o anomalie nello sviluppo degli organi.

d. ***Esame fondoscopico:*** Per i soggetti a rischio di retinite correlata al CMV, un esame fundoscopico può aiutare a identificare e monitorare eventuali anomalie o lesioni della retina causate dal virus.

- **Valutazione oftalmologica:**

Valutazioni oftalmologiche complete, compresi test dell'acuità visiva, esame con lampada a fessura e fundoscopia, sono essenziali per diagnosticare e monitorare le malattie oculari correlate al CMV, come la retinite o la neurite ottica. Queste valutazioni possono aiutare a rilevare i primi segni di deterioramento della vista e guidare un trattamento appropriato.

- **Test uditivi:**

Le valutazioni dell'udito, compresi i test della risposta uditiva del tronco encefalico (ABR) e dei test delle emissioni otoacustiche (OAE), sono fondamentali per diagnosticare e monitorare la perdita dell'udito neurosensoriale associata a infezioni congenite da CMV. La diagnosi precoce e l'intervento sono fondamentali per ridurre al minimo l'impatto sullo sviluppo della parola e del linguaggio nei neonati affetti.

- **Valutazioni dello sviluppo e neurologiche:**

  Per i neonati e i bambini con CMV congenito o complicanze neurologiche correlate al CMV, sono essenziali valutazioni regolari dello sviluppo e neurologiche. Queste valutazioni possono aiutare a identificare e monitorare eventuali ritardi o menomazioni nelle funzioni cognitive, motorie o sensoriali, consentendo un intervento precoce e strategie di supporto.

- **Procedure invasive:**

  In alcuni casi, possono essere necessarie procedure diagnostiche invasive, come biopsie tissutali o punture lombari, per ottenere campioni per analisi di laboratorio o per valutare il coinvolgimento di organi o tessuti specifici nell'infezione da CMV.

L'integrazione di tecniche di imaging, valutazioni specializzate e altri strumenti diagnostici con test di laboratorio fornisce un approccio completo alla diagnosi e al monitoraggio delle infezioni da CMV. Questo approccio multidisciplinare è particolarmente importante nelle popolazioni ad alto rischio, come neonati, donne incinte e individui immunocompromessi, dove la diagnosi precoce e la valutazione accurata dell'impatto dell'infezione sono cruciali per la gestione ottimale e la prevenzione di potenziali complicanze.

## Interpretazione dei Risultati dei Test

L'interpretazione dei risultati dei test diagnostici del citomegalovirus (CMV) richiede un'attenta considerazione di vari fattori, poiché l'interpretazione può variare a seconda dell'età del paziente, dello stato immunitario e della presentazione clinica. Comprendere le sfumature dell'interpretazione dei risultati del test è fondamentale per una diagnosi accurata, decisioni terapeutiche appropriate e una gestione efficace delle infezioni da CMV.

- **Coltura virale e test PCR:**
    a. Una coltura virale o un test PCR positivo conferma la presenza di un'infezione attiva da CMV.
    b. Negli individui immunocompetenti, un risultato positivo può indicare un'infezione primaria o la riattivazione di un'infezione latente.
    c. Un risultato positivo nei pazienti immunocompromessi può indicare un'infezione da CMV attiva e potenzialmente grave che richiede un trattamento tempestivo.
    d. I test PCR quantitativi possono fornire informazioni sulla carica virale, che possono aiutare a valutare la gravità dell'infezione e monitorare la risposta al trattamento.

- **Test sierologici:**
    a. Gli anticorpi immunoglobulina M (IgM) specifici per CMV suggeriscono

un'infezione da CMV recente o primaria.

b. Gli anticorpi immunoglobulina G (IgG) specifici per CMV indicano un'infezione passata o un'esposizione al virus.

c. Negli individui immunocompetenti, gli anticorpi IgG da soli possono indicare un'infezione latente o riattivata.

d. Nei pazienti immunocompromessi, l'assenza di anticorpi IgG può indicare un rischio più elevato di malattia grave da CMV.

- **Test dell'antigenemia:**

  a. Questo test viene utilizzato principalmente per monitorare l'infezione da CMV nei pazienti immunocompromessi, come i destinatari di trapianti di organi o gli individui sottoposti a chemioterapia.

  b. Un elevato livello di antigenemia è associato ad un aumentato rischio di malattia da CMV e può giustificare un trattamento antivirale preventivo o terapeutico.

c. I test seriali sull'antigenemia possono aiutare a valutare l'efficacia della terapia antivirale e guidare le decisioni terapeutiche.

- **Istopatologia e immunoistochimica:**
    a. La presenza di caratteristiche cellule citomegaliche o antigeni virali nei campioni di tessuto può confermare il coinvolgimento del CMV in organi o tessuti specifici.
    b. Combinati con la presentazione clinica, questi risultati possono aiutare a diagnosticare malattie correlate al CMV, come polmonite, epatite o encefalite.

Quando si interpretano i risultati del test CMV, è essenziale considerare il quadro clinico complessivo del paziente, inclusi sintomi, stato immunitario e potenziali fattori di rischio. Inoltre, gli operatori sanitari devono essere consapevoli delle limitazioni e del potenziale di risultati falsi positivi o falsi negativi con determinati test e della possibilità di reattività crociata con altri virus.

In molti casi, può essere necessaria una combinazione di diversi test diagnostici per comprendere l'infezione da CMV e prendere decisioni informate sul trattamento in modo completo. Una stretta collaborazione tra operatori sanitari, professionisti di laboratorio e specialisti in malattie infettive è vitale per un'interpretazione accurata dei test e una gestione ottimale delle infezioni da CMV, in particolare nelle popolazioni ad alto rischio.

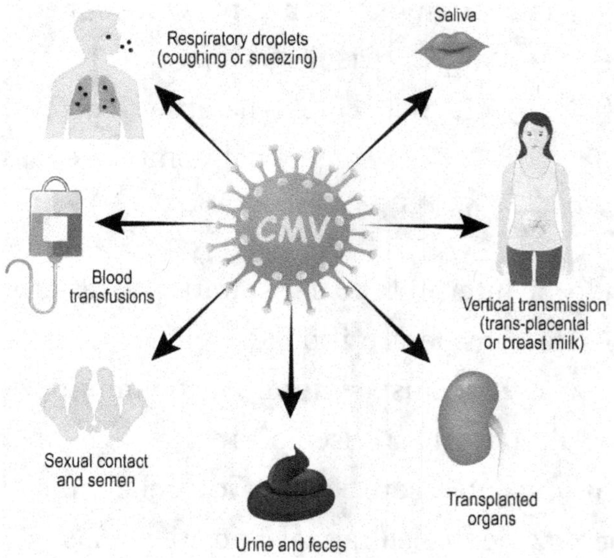

## Capitolo 5

# STRATEGIE DI TRATTAMENTO

## Farmaci Antivirali

I farmaci antivirali svolgono un ruolo cruciale nel trattamento e nella gestione delle infezioni da citomegalovirus (CMV), in particolare nelle popolazioni ad alto rischio come individui con sistema immunitario indebolito, neonati con CMV congenito e donne incinte con infezioni primarie da CMV durante la gravidanza. I seguenti farmaci antivirali sono comunemente usati nel trattamento delle infezioni da CMV:

- **Ganciclovir:**
  Ganciclovir è un farmaco antivirale analogo nucleosidico ampiamente utilizzato come

trattamento primario per le infezioni da CMV. Funziona inibendo la DNA polimerasi virale, impedendo così la replicazione del virus. Ganciclovir può essere somministrato per via endovenosa o orale (come il profarmaco valganciclovir).

- **Valganciclovir:**

Valganciclovir è un profarmaco orale che viene metabolizzato in ganciclovir nell'organismo. Fornisce una comoda opzione di trattamento orale per alcune infezioni da CMV ed è comunemente usato per il trattamento e la prevenzione della malattia da CMV nei pazienti sottoposti a trapianto di organi solidi e di midollo osseo.

- **Foscarnet:**

Foscarnet è un farmaco antivirale analogo al pirofosfato che inibisce la DNA polimerasi virale e inverte la trascrittasi, prevenendo la replicazione virale. Viene utilizzato principalmente come opzione di trattamento di seconda linea per le infezioni da CMV nei casi in cui si è sviluppata resistenza al ganciclovir o al valganciclovir o quando questi farmaci sono controindicati a causa di effetti avversi o problemi di tossicità.

- **Cidofovir:**

Il cidofovir è un farmaco antivirale analogo nucleotidico che inibisce la DNA polimerasi virale, prevenendo così la sintesi e la replicazione del DNA virale. Viene utilizzato principalmente come opzione terapeutica di terza linea per la retinite da CMV nei pazienti con AIDS o per altre infezioni da CMV resistenti o refrattarie.

- **Letermovir:**

Letermovir è un farmaco antivirale più recente che inibisce il complesso terminasi virale, che è essenziale per il confezionamento e la replicazione del DNA virale. È approvato per la profilassi (prevenzione) dell'infezione e della malattia da CMV nei pazienti adulti sieropositivi per CMV sottoposti a trapianto allogenico di cellule staminali ematopoietiche.

La scelta del farmaco antivirale, del dosaggio e della durata del trattamento dipende da vari fattori, tra cui l'età del paziente, lo stato immunitario, il coinvolgimento degli organi e la gravità dell'infezione da CMV. In alcuni casi, una combinazione di farmaci antivirali può aumentare l'efficacia del trattamento o superare la potenziale resistenza ai farmaci.

È importante notare che i farmaci antivirali possono avere effetti collaterali e tossicità significativi, in particolare con l'uso prolungato o nei pazienti immunocompromessi. Un attento monitoraggio da parte degli operatori sanitari è essenziale per garantire l'uso sicuro ed efficace di questi farmaci e gestire eventuali effetti avversi che potrebbero verificarsi.

La terapia antivirale, abbinata ad un'adeguata terapia di supporto e alla gestione delle condizioni sottostanti, è vitale per controllare le infezioni da CMV, ridurre il rischio di gravi complicanze e migliorare i risultati clinici, soprattutto nelle popolazioni ad alto rischio.

## Opzioni di Terapia di Supporto

Sebbene i farmaci antivirali siano la pietra angolare del trattamento delle infezioni da citomegalovirus (CMV), le misure terapeutiche di supporto svolgono un ruolo cruciale nella gestione dei sintomi, delle complicanze e del benessere generale dei pazienti, in particolare quelli appartenenti a gruppi ad alto rischio o con infezioni gravi.

- **Idratazione e supporto nutrizionale:** Le infezioni da CMV possono causare notevole affaticamento, perdita di appetito e disturbi gastrointestinali, portando a disidratazione e malnutrizione. Nei casi più gravi può essere necessario garantire un'adeguata idratazione attraverso liquidi per via endovenosa o soluzioni di reidratazione orale e fornire supporto nutrizionale attraverso l'alimentazione enterale o parenterale per mantenere la salute generale e supportare la capacità dell'organismo di combattere l'infezione.

- **Gestione delle complicanze organo-specifiche:** A seconda degli organi colpiti dall'infezione da CMV possono essere necessarie diverse misure terapeutiche di supporto. Ad esempio, in caso di polmonite da CMV, può essere necessaria l'ossigenoterapia o la ventilazione meccanica per supportare la funzione respiratoria. Nei casi di retinite da CMV, possono essere necessari interventi oftalmologici, come iniezioni intravitreali di antivirali o vitrectomia, per preservare la vista.

- **Gestione del dolore:** Le infezioni da CMV possono causare disagio e dolore significativi, in particolare in caso di coinvolgimento o complicanze di organi. Adeguate strategie di gestione del dolore, compreso l'uso di analgesici e altri interventi per alleviare il dolore, possono migliorare la qualità della vita del paziente e facilitarne il recupero.

- **Misure di controllo delle infezioni:** Il rigoroso rispetto dei protocolli di controllo delle infezioni è fondamentale per prevenire la diffusione del CMV, soprattutto in ambito sanitario e tra le popolazioni ad alto rischio. Per ridurre al minimo il rischio di trasmissione possono essere necessarie misure quali una corretta igiene delle mani, l'uso di dispositivi di protezione individuale (DPI) e precauzioni di isolamento.

- **Terapie riabilitative e di supporto:** Per i pazienti che presentano complicazioni o disabilità a lungo termine a seguito dell'infezione da CMV, come perdita dell'udito, disturbi della vista o ritardi dello sviluppo, la riabilitazione e le terapie di supporto possono svolgere un ruolo vitale nel migliorare la qualità della vita e promuovere il recupero funzionale. Questi possono includere logopedia e linguaggio, terapia fisica, terapia occupazionale e interventi educativi.

- **Supporto psicosociale:** L'impatto delle infezioni da CMV, in particolare nei casi di CMV congenito o di complicanze gravi, può essere emotivamente e psicologicamente travolgente per i pazienti e le loro famiglie. Fornire accesso a consulenza, gruppi di supporto e servizi di salute mentale può aiutare le persone ad affrontare le sfide e lo stress della condizione.

Le misure terapeutiche di supporto dovrebbero essere adattate alle esigenze del singolo paziente e integrate in un piano di trattamento completo che affronti l'infezione da CMV sottostante, le potenziali complicanze e le sfide associate. Combinando la terapia antivirale con adeguate strategie di terapia di supporto, gli operatori sanitari possono ottimizzare i risultati clinici, ridurre al minimo l'impatto dell'infezione e migliorare il benessere generale dei pazienti affetti da CMV.

## Terapie Emergenti

Sebbene i farmaci antivirali e le misure terapeutiche di supporto attualmente disponibili abbiano migliorato significativamente la gestione dell'infezione da citomegalovirus (CMV), gli sforzi di ricerca in corso si concentrano sullo sviluppo di terapie nuove e innovative per affrontare ulteriormente le sfide del virus persistente. Attualmente sono allo studio diverse terapie emergenti promettenti, che offrono potenziali progressi nel trattamento e nella prevenzione delle malattie correlate al CMV.

- **Nuovi agenti antivirali:**

  I ricercatori stanno esplorando attivamente nuovi composti antivirali con diversi meccanismi d'azione per combattere le infezioni da CMV, in particolare nei casi di resistenza ai farmaci o di fallimento del trattamento con gli antivirali esistenti. Alcuni dei nuovi agenti antivirali oggetto di studio includono:

  a. **Maribavir:** Un antivirale benzimidazolico che inibisce la proteina chinasi virale UL97, interrompendo così la replicazione virale. Maribavir si è dimostrato promettente nel trattamento delle infezioni da CMV resistenti ai farmaci ed è attualmente sottoposto a studi clinici.

  b. **Brincidofovir:** Un analogo nucleotidico coniugato con lipidi che inibisce la sintesi del DNA virale.

Brincidofovir ha dimostrato potenziale nel trattamento delle infezioni da CMV nei pazienti sottoposti a trapianto di cellule staminali emopoietiche ed è in fase di valutazione per varie indicazioni, compreso il trattamento delle infezioni da adenovirus.

- **Approcci immunoterapeutici:**
Sfruttare il potere del sistema immunitario per combattere le infezioni da CMV è un'area di ricerca attiva. Le strategie immunoterapeutiche oggetto di studio includono:

    a. **Terapie con cellule T specifiche per CMV:** Questi comportano l'isolamento, l'espansione e l'infusione di cellule T specifiche per CMV dal paziente o da un donatore per migliorare la risposta immunitaria contro il virus. Gli studi clinici hanno mostrato risultati promettenti nella prevenzione e nel trattamento delle infezioni da CMV nei pazienti immunocompromessi.

b. **Anticorpi monoclonali:** Gli anticorpi monoclonali mirati a specifiche proteine o antigeni del CMV vengono esplorati come potenziali agenti immunoterapeutici. Questi anticorpi potrebbero neutralizzare il virus, bloccare l'ingresso nelle cellule ospiti o migliorare la risposta immunitaria contro il CMV.

- **Terapia genica e approcci genetici:**
Le tecnologie genetiche emergenti, come l'editing genetico e l'interferenza dell'RNA (RNAi), vengono esplorate come potenziali strategie per colpire e interrompere le infezioni da CMV a livello molecolare. Questi approcci mirano a manipolare i percorsi cellulari o i geni virali per inibire la replicazione virale o migliorare le difese antivirali dell'ospite.

Sebbene molte di queste terapie emergenti siano ancora nelle fasi iniziali di sviluppo e sperimentazione clinica, rappresentano strade promettenti per migliorare la gestione e la prevenzione delle infezioni da CMV, in particolare nelle popolazioni ad alto rischio e nei casi in cui le attuali opzioni terapeutiche sono limitate o inefficaci. La ricerca continua, la collaborazione e gli investimenti in questi approcci innovativi sono fondamentali per migliorare la nostra comprensione e capacità di combattere questa persistente minaccia virale.

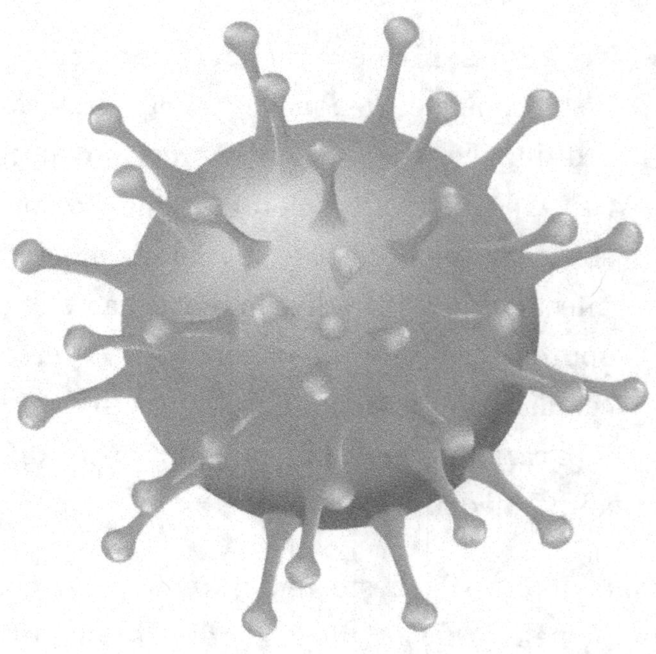

## Capitolo 6

# CONVIVERE CON IL CMV

## Gestione Quotidiana del CMV

Per gli individui che vivono con infezioni da citomegalovirus (CMV), in particolare quelli appartenenti a gruppi ad alto rischio o che presentano sintomi cronici o ricorrenti, l'implementazione di efficaci strategie di gestione quotidiana è fondamentale per mantenere la salute generale, ridurre il rischio di complicanze e migliorare la qualità della vita. Sebbene l'approccio gestionale specifico possa variare a seconda dell'età dell'individuo, dello stato immunitario e della gravità dell'infezione, è necessario considerare diversi aspetti vitali.

- **Aderendo ai regimi terapeutici:** La stretta aderenza ai regimi di farmaci antivirali prescritti è essenziale per gestire con successo le infezioni da CMV. I pazienti devono assumere i farmaci come indicato, senza saltare le dosi o alterare il dosaggio senza consultare il proprio medico. Mantenere un trattamento coerente può aiutare a controllare la replicazione virale, ridurre il rischio di complicanze e prevenire lo sviluppo di resistenza ai farmaci.

- **Monitoraggio e segnalazione dei sintomi:** Gli individui che convivono con infezioni da CMV dovrebbero essere vigili nel monitorare i propri sintomi e segnalare tempestivamente eventuali cambiamenti o nuove preoccupazioni al proprio team sanitario. Controlli regolari e appuntamenti di follow-up possono aiutare gli operatori sanitari a valutare l'efficacia del trattamento, ad aggiustare i dosaggi dei farmaci se necessario e ad affrontare tempestivamente eventuali complicazioni o effetti collaterali.

- **Praticare una buona igiene:** L'implementazione di buone pratiche igieniche può aiutare a prevenire la diffusione del CMV e ridurre il rischio di reinfezione o riattivazione. Ciò include lavarsi spesso le mani, coprire colpi di tosse e starnuti, evitare di condividere oggetti personali come utensili o contenitori per bere e praticare una manipolazione sicura dei fluidi corporei.

- **Gestire lo stress e la fatica:** Le infezioni da CMV possono spesso causare notevole affaticamento e stress emotivo, in particolare nei casi di malattie croniche o gravi. Incorporare tecniche di gestione dello stress, come la meditazione, lo yoga o la consulenza, e dare priorità al riposo e alla cura di sé, può aiutare le persone a far fronte alle esigenze fisiche ed emotive della convivenza con CMV.

- **Mantenere una dieta equilibrata:** Una dieta nutriente ed equilibrata può sostenere la salute generale e fornire all'organismo le risorse per combattere efficacemente le infezioni. Gli individui affetti da CMV dovrebbero consultare un dietista o un operatore sanitario per sviluppare un piano alimentare che soddisfi le loro esigenze nutrizionali e tenga conto delle restrizioni dietetiche o delle intolleranze.

- **Rimanere attivi:** Come tollerato e raccomandato dagli operatori sanitari, l'attività fisica regolare può aiutare a mantenere la forma fisica generale, ridurre lo stress e promuovere un senso di benessere. Esercizi a basso impatto come camminare, nuotare o yoga leggero possono apportare benefici alle persone che vivono con CMV.

- **Costruire un sistema di supporto:** Convivere con il CMV può essere difficile, sia fisicamente che emotivamente. Costruire un forte sistema di supporto attraverso la famiglia, gli amici, i gruppi di sostegno o i servizi di consulenza può fornire una preziosa fonte di incoraggiamento, comprensione e assistenza pratica.

Integrando queste strategie di gestione quotidiana nella loro routine, le persone che vivono con il CMV possono partecipare attivamente alle loro cure e adottare misure proattive per ridurre al minimo l'impatto dell'infezione sul loro benessere generale. Una stretta collaborazione con gli operatori sanitari e una comunicazione aperta su preoccupazioni o sfide sono essenziali per adattare l'approccio gestionale alle esigenze e alle circostanze uniche di ciascun individuo.

## Considerazioni sulla Salute a Lungo Termine

Mentre le infezioni da citomegalovirus (CMV) sono spesso autolimitanti e possono risolversi senza complicazioni significative in individui sani, alcune popolazioni, comprese quelle con un sistema immunitario indebolito, i neonati con CMV congenito e gli individui con infezioni gravi o ricorrenti, possono dover affrontare problemi di salute a lungo termine. considerazioni che richiedono un attento monitoraggio e gestione.

- **Danno cronico agli organi:**
  In alcuni casi, le infezioni da CMV possono portare a danni cronici o progressivi a vari organi, come polmoni, fegato, tratto

gastrointestinale o occhi. Il monitoraggio regolare e il follow-up con gli operatori sanitari sono essenziali per valutare la funzione degli organi, rilevare eventuali danni in corso o residui e implementare interventi o trattamenti appropriati per ridurre al minimo l'ulteriore deterioramento.

- **Complicazioni neurologiche:**
Le infezioni da CMV, in particolare il CMV congenito, possono avere implicazioni neurologiche a lungo termine, inclusi ritardi dello sviluppo, disabilità intellettive, convulsioni e disturbi dell'udito o della vista. Gli individui affetti da queste complicazioni possono richiedere cure specialistiche continue, come logopedia, terapia occupazionale o servizi di supporto educativo, per soddisfare le loro esigenze specifiche e promuovere uno sviluppo e una qualità di vita ottimali.

- **Infezioni secondarie:**
Le infezioni da CMV possono indebolire il sistema immunitario, aumentando il rischio

di infezioni batteriche, fungine o virali secondarie. Gli individui con infezioni croniche o ricorrenti da CMV possono necessitare di un monitoraggio regolare per le infezioni opportunistiche e di adeguati interventi profilattici o terapeutici per prevenire o gestire queste complicanze.

- **Monitoraggio del sistema immunitario:** Negli individui immunocompromessi, come i riceventi di trapianto di organi o quelli affetti da HIV/AIDS, il monitoraggio regolare della funzione del sistema immunitario è fondamentale. Ciò può comportare test periodici per valutare la conta delle cellule immunitarie, i livelli di anticorpi, la competenza immunitaria complessiva e aggiustamenti delle terapie immunosoppressive o dei regimi di trattamento secondo necessità.

- **Supporto emotivo e psicologico:** Convivere con gli effetti a lungo termine delle infezioni da CMV, in particolare nei casi di CMV congenito o di gravi complicanze, può comportare un costo emotivo e psicologico per gli individui e le loro famiglie. L'accesso ai servizi di salute mentale, alla consulenza e ai gruppi di supporto può essere prezioso per affrontare le sfide, gestire lo stress e l'ansia e promuovere il benessere generale.

- **Modifiche dello stile di vita:**
  A seconda della gravità e delle complicanze dell'infezione da CMV, gli individui potrebbero dover apportare modifiche allo stile di vita a lungo termine per soddisfare le proprie esigenze di salute. Ciò potrebbe includere la modifica delle abitudini alimentari, l'implementazione di tecniche di gestione dello stress, l'impegno in attività fisiche adeguate o l'apporto di modifiche ambientali per migliorare l'accessibilità o ridurre l'esposizione a potenziali fonti di infezione.

Una gestione efficace a lungo termine delle infezioni da CMV richiede un approccio multidisciplinare che coinvolga operatori sanitari di varie specialità, come specialisti in malattie infettive, neurologi, oftalmologi e professionisti della salute mentale.

## Adattamenti dello Stile di Vita e Strategie di Coping

Convivere con le infezioni da citomegalovirus (CMV), in particolare per coloro che appartengono a gruppi ad alto rischio o che presentano sintomi cronici o ricorrenti, può richiedere aggiustamenti dello stile di vita e strategie di coping efficaci per gestire le sfide fisiche, emotive e pratiche associate alla condizione.

- **Dare priorità al riposo e al risparmio energetico:** Le infezioni da CMV possono causare notevole affaticamento e debolezza, rendendo essenziale dare priorità al riposo e al risparmio energetico. Gli individui potrebbero aver bisogno di modificare la propria routine quotidiana, ridurre il carico di lavoro o delegare compiti per gestire i propri livelli di energia in modo più efficace. Incorporare periodi di riposo regolari, fare un pisolino o impegnarsi in tecniche di rilassamento come la meditazione o esercizi di respirazione profonda può aiutare a combattere l'affaticamento e promuovere il benessere generale.

- **Adattare le abitudini alimentari:** Mantenere una dieta equilibrata e nutriente è fondamentale per sostenere la salute generale e la capacità del corpo di combattere le infezioni. Gli individui affetti da CMV potrebbero dover modificare le proprie abitudini alimentari in base alle loro esigenze specifiche e ad eventuali complicazioni o effetti collaterali associati al trattamento. Lavorare con un dietista o un nutrizionista registrato può aiutare a sviluppare un piano alimentare personalizzato che affronti esigenze nutrizionali specifiche, intolleranze alimentari o restrizioni dietetiche.

- **Praticare una buona igiene e controllare le infezioni:** Il rispetto di rigorose pratiche igieniche e misure di controllo delle infezioni è essenziale per prevenire la diffusione del CMV e ridurre il rischio di reinfezione o riattivazione. Ciò include il lavaggio frequente delle mani, l'evitare di condividere oggetti personali, la manipolazione sicura dei fluidi corporei e il rispetto di eventuali precauzioni aggiuntive raccomandate dagli operatori sanitari, soprattutto in contesti sanitari o quando si interagisce con individui ad alto rischio.

- **Gestione dello stress e supporto emotivo:** Convivere con il CMV può essere emotivamente e psicologicamente impegnativo, in particolare quando si affrontano sintomi cronici, complicazioni o impatto sulla vita quotidiana. Incorporare tecniche di gestione dello stress, come pratiche di consapevolezza, consulenza o adesione a gruppi di supporto, può aiutare le persone a far fronte alle esigenze emotive della condizione e favorire un senso di connessione e comprensione.

- **Impegnarsi nell'attività fisica:** Come tollerato e raccomandato dagli operatori sanitari, l'attività fisica regolare e a basso impatto può aiutare a mantenere la forma fisica generale, ridurre lo stress e promuovere un senso di benessere. Attività come camminare, nuotare o fare yoga dolce possono apportare benefici alle persone che vivono con CMV, a condizione che siano adattate alle capacità e ai limiti individuali.

- **Costruire una rete di supporto:** Lo sviluppo di una forte rete di supporto può essere prezioso per le persone che vivono con CMV. Questa rete può includere familiari, amici, gruppi di supporto o comunità online che possono offrire assistenza pratica, supporto emotivo e un senso di comprensione condivisa.

- **Rimanere informati e difendere te stesso:** Informarsi sul CMV, sulle sue potenziali complicanze e sui trattamenti disponibili può consentire alle persone di prendere decisioni informate sulla propria cura e di sostenere efficacemente le proprie esigenze. Mantenere una comunicazione aperta con gli operatori sanitari, porre domande e partecipare attivamente alle decisioni terapeutiche può migliorare i risultati complessivi e la qualità della vita.

## Capitolo 7

# POPOLAZIONI SPECIALI

## CMV in Gravidanza

L'infezione da citomegalovirus (CMV) durante la gravidanza è una preoccupazione significativa a causa del potenziale rischio di trasmettere il virus al feto in via di sviluppo, una condizione nota come CMV congenito.

Il CMV congenito può portare a gravi disabilità congenite e disabilità a lungo termine, rendendo fondamentale che le donne incinte e i loro operatori sanitari siano consapevoli dei rischi, delle misure preventive e delle strategie di gestione adeguate.

- **Rischi e conseguenze:**
  - L'infezione primaria da CMV durante la gravidanza rappresenta il rischio più elevato di trasmissione congenita, con tassi che vanno dal 30% al 40%.
  - Il CMV congenito può provocare una serie di disabilità congenite, tra cui perdita dell'udito, disturbi della vista, disabilità intellettive, convulsioni e ritardi dello sviluppo.
  - La gravità degli effetti sul feto dipende dal momento in cui si è verificata l'infezione durante la gravidanza, con infezioni che si verificano nelle prime fasi della gestazione generalmente associate a esiti più gravi.

- **Misure preventive:**
  - Praticare una buona igiene, come lavarsi spesso le mani ed evitare di condividere utensili o tazze, può ridurre il rischio di contrarre il CMV durante la gravidanza.

- o Anche evitare il contatto ravvicinato con i bambini piccoli, che sono una fonte comune di trasmissione del CMV, può aiutare a prevenire l'infezione.
- o Gli operatori sanitari dovrebbero seguire rigorosi protocolli di controllo delle infezioni per ridurre al minimo l'esposizione professionale al CMV.

- **Screening e diagnosi:**
  - o Lo screening di routine per il CMV durante la gravidanza non è universalmente raccomandato, ma può essere preso in considerazione per le donne con fattori di rischio specifici o in aree con elevata prevalenza di CMV.
  - o Se si sospetta un'infezione primaria da CMV durante la gravidanza, è possibile eseguire test diagnostici come la sierologia (test per gli anticorpi specifici del CMV) o la PCR (rilevazione del DNA virale).
  - o L'ecografia prenatale e la risonanza magnetica fetale possono essere utilizzate per valutare potenziali

anomalie congenite o segni di infezione fetale.

- **Gestione e trattamento:**
  - Se un'infezione primaria da CMV viene confermata durante la gravidanza, si raccomanda un attento monitoraggio del feto, comprese ecografie regolari e test fetali.
  - I farmaci antivirali, come valganciclovir o ganciclovir, possono essere presi in considerazione per le donne in gravidanza con infezioni primarie da CMV, in particolare in caso di coinvolgimento fetale o grave malattia materna.
  - La gestione del parto, inclusa la potenziale necessità di un taglio cesareo, dipenderà dalla gravità dell'infezione e dalla presenza di complicanze fetali.

- **Assistenza postpartum:**
  - I neonati con CMV congenito possono richiedere cure specialistiche,

comprese valutazioni dell'udito e della vista, valutazioni dello sviluppo e potenziale trattamento antivirale.
- Per i neonati affetti da CMV congenito possono essere necessari servizi di follow-up e di supporto a lungo termine, come programmi di intervento precoce e terapie.

Una prevenzione efficace, una diagnosi precoce e una gestione adeguata del CMV durante la gravidanza sono fondamentali per ridurre al minimo il rischio di trasmissione congenita e il rischio di gravi disabilità congenite e disabilità a lungo termine. Una stretta collaborazione tra donne incinte, ostetrici ed équipe sanitarie è essenziale per garantire i migliori risultati possibili sia per la madre che per il bambino.

## CMV in Individui Immunocompromessi

Gli individui con un sistema immunitario compromesso, come i riceventi di trapianto di organi, i malati di cancro sottoposti a chemioterapia o radioterapia e coloro che vivono con l'HIV/AIDS, corrono un rischio significativamente più elevato di sviluppare complicazioni gravi e pericolose per la vita dovute alle infezioni da citomegalovirus (CMV). In queste popolazioni, il CMV può riattivarsi da uno stato latente o causare un'infezione primaria, portando a esiti potenzialmente devastanti.

- **Rischi e conseguenze:**
    - Il CMV è una delle principali cause di infezioni e malattie virali nei soggetti immunocompromessi, contribuendo ad aumentare i tassi di morbilità e mortalità.
    - Nei pazienti sottoposti a trapianto di organi solidi, il CMV può causare rigetto dell'organo, fallimento del trapianto e varie malattie degli organi terminali, come polmonite, epatite e malattie gastrointestinali.
    - Nei pazienti sottoposti a trapianto di cellule staminali emopoietiche (HSCT), il CMV può portare a gravi complicazioni, tra cui polmonite, enterite, retinite e un aumento del

rischio di malattia del trapianto contro l'ospite (GVHD).

- Negli individui affetti da HIV/AIDS, il CMV può causare retinite, che porta alla perdita della vista, nonché altre gravi infezioni sistemiche che colpiscono vari organi.

- **Strategie preventive:**
  - Lo screening per lo stato del CMV (test sierologico) prima del trapianto o della terapia immunosoppressiva è fondamentale per la stratificazione del rischio e per orientare le strategie preventive.
  - La profilassi antivirale con farmaci come valganciclovir o ganciclovir può essere somministrata a pazienti ad alto rischio per prevenire la riattivazione o la malattia da CMV.
  - Misure rigorose di controllo delle infezioni, come l'igiene delle mani, le precauzioni di isolamento e la corretta gestione dei fluidi corporei, sono

essenziali per prevenire la trasmissione del CMV in ambito sanitario.

- **Monitoraggio e diagnosi:**
  - La riattivazione regolare del CMV o il monitoraggio della malattia sono fondamentali per i soggetti immunocompromessi, in genere attraverso il test della carica virale (PCR) o i test dell'antigenemia.
  - La diagnosi precoce dell'infezione o della riattivazione del CMV è fondamentale per iniziare tempestivamente il trattamento e prevenire la malattia dell'organo terminale.
  - Potrebbero essere necessarie procedure diagnostiche, come biopsie o studi di imaging, per confermare il coinvolgimento del CMV in organi o tessuti specifici.

- **Trattamento e gestione:**
  - I farmaci antivirali, come ganciclovir, valganciclovir, foscarnet o cidofovir,

sono il cardine del trattamento per le infezioni da CMV nei soggetti immunocompromessi.

- La scelta dell'agente antivirale, del dosaggio e della durata del trattamento dipende dalla gravità dell'infezione, dallo stato immunitario del paziente e dalla presenza di resistenza ai farmaci.
- Le cure di supporto, come l'idratazione, il supporto nutrizionale e la gestione delle complicanze organo-specifiche, sono essenziali per ottenere risultati ottimali.
- Nei casi gravi o refrattari, possono essere presi in considerazione nuovi agenti antivirali, immunoterapie o una combinazione di modalità di trattamento.

Una prevenzione efficace, una diagnosi precoce e un trattamento tempestivo delle infezioni da CMV nei soggetti immunocompromessi sono fondamentali per ridurre al minimo il rischio di gravi complicanze e migliorare i risultati complessivi. Una stretta collaborazione tra specialisti in malattie infettive, team di trapianti, oncologi e altri professionisti sanitari è essenziale per la gestione e la cura ottimali di questi pazienti ad alto rischio.

## CMV Pediatrico

Le infezioni da citomegalovirus (CMV) nei bambini possono avere implicazioni significative, in particolare nel caso del CMV congenito, che si verifica quando il virus viene trasmesso da una madre infetta al feto durante la gravidanza. Il CMV pediatrico comporta rischi anche per i bambini con un sistema immunitario indebolito o per quelli sottoposti a trapianto di organi.

- **CMV congenito:**
  - Il CMV congenito è una delle infezioni congenite più comuni e colpisce circa 1 neonato su 200 in tutto il mondo.
  - Può portare a una serie di disabilità congenite e disabilità a lungo termine, tra cui perdita dell'udito, disturbi della vista, disabilità intellettive, convulsioni e ritardi dello sviluppo.

- o La gravità degli effetti sul feto dipende dal momento in cui si è verificata l'infezione durante la gravidanza, con infezioni che si verificano nelle prime fasi della gestazione generalmente associate a esiti più gravi.
- o I neonati con CMV congenito sintomatico possono presentare caratteristiche quali eruzioni petecchiali, ittero, epatosplenomegalia (fegato e milza ingrossati) e anomalie neurologiche.

- **CMV acquisito nei bambini:**
  - o La maggior parte dei bambini sani che acquisiscono il CMV dopo la nascita non presentano sintomi o presentano solo sintomi lievi, simil-influenzali.
  - o Tuttavia, nei bambini con un sistema immunitario indebolito, come quelli sottoposti a chemioterapia o trapianto di organi, il CMV può causare gravi complicazioni, tra cui polmonite, epatite e malattie gastrointestinali.

- **Diagnosi e screening:**
    - I test diagnostici per il CMV congenito possono includere test PCR su campioni di saliva, urina o sangue del neonato e test prenatali durante la gravidanza (sierologia, PCR o ultrasuoni).
    - Lo screening per il CMV congenito non è universalmente raccomandato, ma può essere preso in considerazione nelle popolazioni ad alto rischio o nelle aree con elevata prevalenza di CMV.
    - Nei bambini con infezioni acquisite da CMV, i test diagnostici possono includere test sierologici (per gli anticorpi) o test PCR per il DNA virale.

- **Trattamento e gestione:**
    - I farmaci antivirali, come ganciclovir o valganciclovir, possono essere prescritti ai neonati con CMV congenito sintomatico o a gravi infezioni acquisite da CMV nei bambini immunocompromessi.

- o Le cure di supporto, come valutazioni dell'udito e della vista, valutazioni dello sviluppo e terapie di intervento precoce (ad esempio, linguaggio, occupazionale, fisico), sono cruciali per i bambini con CMV congenito.

- o Il follow-up a lungo termine e il monitoraggio delle potenziali complicanze a esordio tardivo, come la perdita dell'udito o i ritardi dello sviluppo, sono essenziali per i bambini con CMV congenito.

Una stretta collaborazione tra pediatri, ostetrici, specialisti in malattie infettive e altri professionisti sanitari è essenziale per garantire i migliori risultati possibili per i bambini colpiti e le loro famiglie.

## Capitolo 8

# AVANZAMENTI NELLA RICERCA

---

### Recenti Scoperte Scientifiche

Il campo della ricerca sul citomegalovirus (CMV) ha assistito a progressi significativi negli ultimi anni, spinti dalla continua ricerca di comprendere questo virus complesso e di sviluppare strategie di prevenzione, diagnosi e trattamento più efficaci. Queste scoperte scientifiche hanno fatto luce sulla biologia del CMV, sulla patogenesi e sulle interazioni ospite-virus, aprendo la strada a potenziali scoperte nella lotta contro questa persistente minaccia virale.

- **Ingresso virale e interazioni con la cellula ospite:** I ricercatori hanno fatto passi da gigante nello svelare gli intricati meccanismi attraverso i quali il CMV entra e manipola le cellule ospiti. Queste scoperte hanno rivelato i recettori di ingresso virale, il ruolo delle proteine virali nel dirottare i percorsi cellulari e le strategie impiegate dal CMV per eludere le difese immunitarie dell'ospite. Questa conoscenza ha aperto strade per esplorare nuovi bersagli terapeutici e sviluppare interventi che possono interrompere il ciclo di vita virale in varie fasi.

- **Risposta immunitaria e tattiche di evasione virale:** Sono stati compiuti progressi significativi nella comprensione della complessa interazione tra il CMV e il sistema immunitario dell'ospite. Gli scienziati hanno identificato proteine virali chiave e meccanismi che consentono al CMV di eludere il riconoscimento immunitario e sopprimere le risposte immunitarie. Queste scoperte hanno fornito informazioni su potenziali strategie per migliorare la sorveglianza immunitaria e sviluppare approcci immunoterapeutici contro le infezioni da CMV.

- **Genomica ed epidemiologia molecolare:** I progressi nelle tecnologie genomiche hanno consentito ai ricercatori di studiare la diversità genetica e l'evoluzione dei ceppi di CMV. Sequenziando e analizzando i genomi di diversi isolati di CMV, gli scienziati hanno acquisito preziose informazioni sulla variabilità genetica del virus, sui potenziali fattori di virulenza e sull'emergere di mutazioni di resistenza ai farmaci. Questa conoscenza può favorire lo sviluppo di strumenti diagnostici più efficaci, terapie mirate e potenziali candidati al vaccino.

- **Sviluppo di farmaci antivirali:** La ricerca di nuovi agenti antivirali contro il CMV si è intensificata, spinta dalla necessità di affrontare la resistenza ai farmaci e di migliorare le opzioni terapeutiche per le popolazioni ad alto rischio. I ricercatori hanno esplorato nuove classi di composti con diversi meccanismi d'azione, come analoghi nucleosidici, inibitori della proteasi e inibitori della terminasi. Alcuni di questi farmaci sperimentali hanno mostrato risultati promettenti negli studi preclinici e clinici, offrendo potenziali alternative alle terapie antivirali esistenti.

- **Sforzi di sviluppo del vaccino:** La ricerca di un vaccino efficace contro il CMV è stata un impegno di lunga data nell'immunologia virale. I ricercatori hanno esplorato varie piattaforme vaccinali, compresi vaccini vivi attenuati, a subunità e vettori, con l'intenzione di indurre risposte immunitarie robuste e durature contro il CMV. Sebbene non sia attualmente disponibile un vaccino contro il CMV autorizzato, diversi candidati vaccini hanno mostrato risultati promettenti negli studi clinici, riaccendendo le speranze per una soluzione preventiva contro questa diffusa infezione virale.

Queste recenti scoperte scientifiche hanno approfondito la nostra comprensione del CMV e aperto nuove strade per potenziali interventi e strategie terapeutiche. Gli sforzi di collaborazione tra ricercatori, operatori sanitari e agenzie di regolamentazione saranno cruciali per tradurre questi progressi scientifici in benefici tangibili per le persone a rischio o colpite da infezioni da CMV.

## Sviluppo di Vaccini

Lo sviluppo di un vaccino efficace e sicuro contro il citomegalovirus (CMV) è stato un obiettivo di lunga data nell'immunologia virale e nella ricerca sui vaccini. Sebbene non sia attualmente disponibile un vaccino contro il CMV autorizzato, negli ultimi anni sono stati compiuti progressi significativi, con diversi candidati vaccini promettenti che avanzano attraverso varie fasi di sviluppo clinico.

- **Sfide nello sviluppo del vaccino contro il CMV:**
  - Il CMV è un virus complesso con un genoma di grandi dimensioni, il che rende difficile identificare e colpire gli antigeni più efficaci per indurre l'immunità protettiva.
  - Il virus può eludere e modulare il sistema immunitario dell'ospite attraverso vari meccanismi,

complicando lo sviluppo di un vaccino in grado di suscitare una risposta immunitaria robusta e duratura.

- ○ Diverse popolazioni, inclusi neonati, donne incinte e individui immunocompromessi, possono richiedere strategie vaccinali diverse adattate alle loro esigenze e risposte immunitarie.

- **Piattaforme e approcci vaccinali:**
  - ○ *Vaccini vivi attenuati:* Questi vaccini utilizzano una forma indebolita o attenuata del virus CMV per stimolare una risposta immunitaria. Sebbene potenzialmente efficaci, i problemi di sicurezza ne hanno ostacolato lo sviluppo per l'uso in alcune popolazioni, come le donne incinte e gli individui immunocompromessi.
  - ○ *Vaccini a subunità:* Questi vaccini contengono specifiche proteine CMV o complessi proteici progettati per suscitare una risposta immunitaria

mirata contro il virus. I ricercatori hanno esplorato vari antigeni del CMV, tra cui la glicoproteina B (gB) e il complesso pentamericano (PC), come potenziali candidati al vaccino.

- ○ ***Vaccini vettori:*** Questi vaccini utilizzano virus o batteri innocui come vettori per fornire antigeni CMV e stimolare una risposta immunitaria. I vettori virali, come i vaccini vaccinici modificati o gli adenovirus, sono stati esplorati come potenziali piattaforme di somministrazione per i vaccini contro il CMV.

- ○ ***Strategie di potenziamento principale:*** I ricercatori stanno studiando l'uso di diverse piattaforme vaccinali in un approccio prime-boost, in cui un vaccino iniziale innesca il sistema immunitario e un successivo vaccino di richiamo migliora e rafforza ulteriormente la risposta immunitaria contro il CMV.

- **Sperimentazioni cliniche e candidati promettenti:**
  - Diversi candidati vaccini contro il CMV hanno mostrato risultati promettenti in studi preclinici e studi clinici in fase iniziale, dimostrando la loro capacità di indurre risposte immunitarie robuste e una potenziale efficacia nel prevenire l'infezione o la malattia da CMV.
  - Candidati degni di nota includono il vaccino con subunità gB/MF59, il vaccino bivalente V160 (contenente gB e PC) e l'approccio vaccinale basato su mRNA, che utilizza la tecnologia dell'RNA messaggero per rilasciare antigeni CMV.
  - Gli studi clinici in corso stanno valutando la sicurezza, l'immunogenicità e la potenziale efficacia di questi candidati vaccini in varie popolazioni target, tra cui adulti sani, adolescenti, donne incinte e pazienti sottoposti a trapianto.

Sebbene permangano sfide significative, i progressi nello sviluppo del vaccino contro il CMV rappresentano un passo promettente verso la potenziale riduzione del peso globale delle infezioni da CMV e la protezione delle popolazioni vulnerabili dalle conseguenze devastanti di questa persistente minaccia virale.

## Il Futuro del Trattamento del CMV

Il futuro del trattamento del citomegalovirus (CMV) presenta prospettive promettenti poiché la ricerca in corso e i progressi scientifici fanno luce su approcci nuovi e innovativi per combattere questa persistente minaccia virale. Mentre gli attuali farmaci antivirali e le misure terapeutiche di supporto hanno migliorato significativamente la gestione delle infezioni da CMV, i limiti delle terapie esistenti e l'emergere della resistenza ai farmaci evidenziano la necessità di nuove strategie di trattamento.

### Nuovi agenti antivirali:

I ricercatori stanno esplorando attivamente nuove classi di composti antivirali con meccanismi d'azione unici per superare i limiti delle attuali terapie e affrontare la sfida della resistenza ai farmaci. Alcuni agenti sperimentali promettenti includono:

- **Letermovir:** Un antivirale recentemente approvato che inibisce il complesso terminasi virale, impedendo il confezionamento e la replicazione del DNA virale. Letermovir è approvato per la profilassi dell'infezione da CMV in alcuni pazienti sottoposti a trapianto.

- **Maribavir:** Un antivirale benzimidazolico che inibisce la proteina chinasi virale UL97, interrompendo la replicazione virale. Maribavir ha mostrato potenziale nel trattamento delle infezioni da CMV resistenti ai farmaci.

- **Brincidofovir:** Un analogo nucleotidico coniugato con lipidi che inibisce la sintesi del DNA virale, attualmente in fase di studio per varie indicazioni, incluso il trattamento delle infezioni da CMV.

## Approcci immunoterapeutici:

Sfruttare il sistema immunitario per combattere le infezioni da CMV è un'area di ricerca attiva. Le strategie immunoterapeutiche oggetto di studio includono:

- **CTerapie con cellule T specifiche per MV:** Questi comportano l'isolamento, l'espansione e l'infusione di cellule T specifiche per CMV dal paziente o da un donatore per migliorare la risposta immunitaria contro il virus.

- **Anticorpi monoclonali:** Gli anticorpi monoclonali mirati a specifiche proteine o antigeni del CMV vengono esplorati come potenziali agenti immunoterapici per neutralizzare il virus, bloccare l'ingresso nelle cellule ospiti o migliorare la risposta immunitaria.

- **Inibitori del checkpoint immunitario:** Queste terapie mirano a modulare la risposta del sistema immunitario prendendo di mira le vie immunosoppressive, migliorando potenzialmente la capacità dell'organismo di riconoscere ed eliminare le cellule infette da CMV.

## Terapia genica e ingegneria genetica:

I progressi nella terapia genica e nelle tecnologie di ingegneria genetica hanno aperto nuove possibilità per colpire e distruggere le infezioni da CMV a livello molecolare. Gli approcci oggetto di indagine includono:

- **Strumenti di editing genetico (CRISPR/Cas9):** Questi strumenti possono potenzialmente modificare o interrompere i geni virali o i fattori della cellula ospite cruciali per la replicazione virale, rendendo il virus incapace di propagarsi in modo efficace.
- **Interferenza dell'RNA (RNAi):** Questa tecnologia sfrutta piccole molecole di RNA interferenti per silenziare specifici geni virali o percorsi cellulari coinvolti nella replicazione e nella patogenesi del CMV.

## Terapie combinate:

Il futuro del trattamento del CMV potrebbe comportare la combinazione strategica di diverse modalità terapeutiche, come farmaci antivirali, immunoterapie e interventi genetici, per ottenere effetti sinergici e superare la resistenza ai farmaci.

Anche gli approcci di medicina personalizzata, adattati alle caratteristiche individuali del paziente e ai ceppi virali, svolgono un ruolo nell'ottimizzazione dei risultati del trattamento.

Con l'avanzamento della ricerca in queste aree, il futuro del trattamento del CMV promette approcci più efficaci, mirati e personalizzati per la gestione di questa infezione virale persistente. Tuttavia, gli sforzi di collaborazione tra ricercatori, operatori sanitari, agenzie di regolamentazione e partner industriali saranno cruciali per tradurre queste scoperte scientifiche.

# Capitolo 9

# RISORSE E SUPPORTO

## Supportare Gruppi e Comunità

Convivere con un'infezione da citomegalovirus (CMV), sia come paziente, sia come caregiver o come membro della famiglia, può essere un viaggio impegnativo pieno di sfide fisiche, emotive e pratiche. I gruppi e le comunità di supporto possono fornire una preziosa fonte di incoraggiamento, comprensione e assistenza pratica per le persone che affrontano le complessità del CMV.

- **Gruppi di supporto di persona:**
  I gruppi di supporto locali di persona, organizzati da strutture sanitarie, organizzazioni no-profit o centri comunitari,

possono offrire un senso di comunità e connessione con altri che affrontano esperienze simili. Possono fornire uno spazio sicuro per condividere storie personali, scambiare strategie di coping e ricevere supporto emotivo da persone che comprendono veramente le sfide della convivenza con il CMV.

- **Comunità di supporto online:**
  Nell'era digitale di oggi sono emerse numerose comunità di supporto online, che consentono alle persone di tutto il mondo di connettersi e trovare supporto. Queste comunità virtuali possono essere forum, gruppi di social media o siti Web dedicati, che forniscono una piattaforma in cui le persone possono condividere le proprie esperienze, porre domande e ricevere indicazioni da altri che hanno vissuto situazioni simili.

- **Organizzazioni specifiche per malattie:**
  Molte organizzazioni no-profit dedicate a malattie o condizioni specifiche, come il CMV congenito o il trapianto di organi, offrono

supporto, risorse e programmi per le persone affette da CMV. Queste organizzazioni possono fornire materiale didattico, ospitare eventi o conferenze, facilitare riunioni di gruppi di supporto e sostenere gli sforzi di ricerca e sensibilizzazione.

- **Programmi di sostegno tra pari:**
Alcune strutture o organizzazioni sanitarie offrono programmi di supporto tra pari che mettono in contatto le persone che vivono con CMV con volontari o mentori formati che hanno esperienza personale nell'affrontare le sfide della condizione. Questi programmi possono fornire supporto individuale, guida e un senso di comprensione condivisa.

- **Supporto al caregiver:**
Prendersi cura di qualcuno con un'infezione da CMV può essere fisicamente ed emotivamente impegnativo. Le risorse di supporto specificamente progettate per i caregiver, come programmi di assistenza di sollievo, servizi di consulenza o gruppi di supporto per caregiver, possono offrire

assistenza pratica, strumenti di gestione dello stress e una comunità di supporto per coloro che svolgono ruoli di assistenza.

- **Risorse educative:**
  Oltre al supporto emotivo, molte organizzazioni e operatori sanitari offrono risorse educative, come webinar, workshop o materiale informativo, per aiutare le persone e le loro famiglie a comprendere meglio il CMV, la sua gestione e gli ultimi sviluppi della ricerca e del trattamento.

Il coinvolgimento di gruppi di supporto e comunità può fornire un senso di empowerment, convalida e speranza alle persone affette da CMV. Entrando in contatto con altri che condividono esperienze simili, gli individui possono accedere a conoscenze, consigli pratici e supporto emotivo, migliorando in definitiva la loro capacità di affrontare le sfide del CMV e migliorare il loro benessere generale.

## Materiali Didattici e Sensibilizzazione

Sensibilizzare e fornire informazioni accurate e aggiornate sul citomegalovirus (CMV) è fondamentale per promuovere la diagnosi precoce, incoraggiare misure preventive e sostenere le persone colpite dall'infezione. I materiali didattici e gli sforzi di sensibilizzazione sono fondamentali per diffondere la conoscenza e promuovere una migliore comprensione del CMV tra il pubblico in generale, le popolazioni ad alto rischio e gli operatori sanitari.

- **Materiali educativi per il paziente:** I materiali informativi per i pazienti, come brochure, schede informative e risorse multimediali, possono fornire agli individui e alle famiglie informazioni accessibili sul CMV, sulla sua trasmissione, sui sintomi, sulla diagnosi e sulle opzioni di trattamento. Questi materiali dovrebbero essere scritti in un linguaggio chiaro e di facile comprensione e adattati ai vari livelli di lettura e background culturali.

- **Risorse per gli operatori sanitari:** Gli operatori sanitari, inclusi medici, infermieri e specialisti, necessitano di risorse complete e aggiornate per rimanere informati sugli ultimi sviluppi nella ricerca sul CMV, sui metodi diagnostici, sulle linee guida terapeutiche e sulle migliori pratiche per la cura dei pazienti. Riviste mediche, linee guida per la pratica clinica e programmi di formazione continua possono essere risorse preziose per gli operatori sanitari.

- **Campagne di sensibilizzazione pubblica:** Le campagne di sensibilizzazione pubblica possono svolgere un ruolo cruciale nell'aumentare la conoscenza sul CMV, in particolare tra le popolazioni ad alto rischio come le donne incinte, le persone con un sistema immunitario indebolito e gli operatori sanitari. Queste campagne possono utilizzare varie piattaforme, inclusi i social media, i media tradizionali e gli eventi di sensibilizzazione della comunità, per diffondere informazioni e promuovere misure preventive.

- **Seminari e workshop didattici:** L'organizzazione di seminari formativi, workshop o webinar può fornire una piattaforma interattiva per individui, operatori sanitari e operatori sanitari per conoscere il CMV da esperti del settore. Questi eventi possono coprire molti argomenti, come il riconoscimento dei sintomi, la prevenzione della trasmissione, le opzioni di trattamento e le strategie di coping.

- **Educazione scolastica e diurna:** Educare il personale e i genitori nelle scuole, negli asili nido e in altri contesti di assistenza all'infanzia sul CMV può aiutare ad aumentare la consapevolezza e promuovere misure preventive, poiché questi ambienti sono potenziali fonti di trasmissione. I materiali didattici e i programmi di formazione possono sottolineare l'importanza delle buone pratiche igieniche, della gestione sicura dei fluidi corporei e del riconoscimento di potenziali segni di infezione.

- **Collaborazione con gruppi di difesa dei pazienti:** La collaborazione con gruppi di difesa dei pazienti e organizzazioni no-profit focalizzate sul CMV o sulle condizioni correlate può amplificare gli sforzi di sensibilizzazione educativa. Queste organizzazioni hanno spesso creato reti, risorse e piattaforme per diffondere informazioni e sensibilizzare la comunità.

Materiali educativi efficaci e sforzi di sensibilizzazione sono essenziali per fornire agli individui, agli operatori sanitari e agli operatori sanitari le conoscenze e gli strumenti necessari per affrontare le sfide poste dal CMV. Promuovendo la consapevolezza, fornendo informazioni accurate e favorendo una migliore comprensione dell'infezione, possiamo adottare misure proattive verso la diagnosi precoce, la prevenzione e una migliore gestione del CMV, migliorando in definitiva il benessere delle persone colpite da questa persistente minaccia virale.

## Difesa e Cambiamento delle Politiche

Il sostegno e il cambiamento delle politiche sono cruciali per aumentare la consapevolezza, promuovere la ricerca e migliorare l'accesso alle risorse e al sostegno per le persone affette da infezioni da citomegalovirus (CMV). Impegnandosi in iniziative di sensibilizzazione e influenzando le decisioni politiche, le varie parti interessate possono promuovere cambiamenti significativi e creare un ambiente più favorevole per coloro che vivono con CMV.

- **Organizzazioni di difesa dei pazienti:** Le organizzazioni di difesa dei pazienti, spesso guidate da individui direttamente colpiti dal CMV o dai loro caregiver, svolgono un ruolo fondamentale nel sostenere cambiamenti politici, maggiori finanziamenti per la ricerca e un migliore accesso all'assistenza sanitaria e ai servizi di supporto. Queste organizzazioni possono esercitare pressioni sui politici, organizzare campagne di sensibilizzazione e amplificare le voci delle persone colpite dal CMV.

- **Sensibilizzare i decisori politici:** Gli sforzi di sensibilizzazione per sensibilizzare i politici e i funzionari governativi sono cruciali per guidare il cambiamento. Ciò può comportare l'organizzazione di eventi di sostegno, la programmazione di incontri con i rappresentanti eletti e la fornitura di materiale didattico che evidenzi l'impatto del CMV e la necessità di azione.

- **Sostenere un aumento dei finanziamenti per la ricerca:** Sostenere maggiori finanziamenti per la ricerca sul CMV è essenziale per far avanzare la comprensione scientifica, sviluppare nuovi strumenti diagnostici ed esplorare nuove opzioni terapeutiche e strategie preventive. I gruppi di pressione e le parti interessate possono lavorare per garantire che la ricerca sul CMV rimanga una priorità nelle iniziative di finanziamento sia pubbliche che private.

- **Promozione di politiche di screening e prevenzione:** Gli sforzi di advocacy possono concentrarsi sulla promozione di politiche a sostegno dei programmi di screening e prevenzione del CMV, in particolare per le popolazioni ad alto rischio come le donne incinte e gli individui immunocompromessi. Ciò potrebbe comportare il sostegno all'inclusione dello screening del CMV nelle cure prenatali di routine o il sostegno allo sviluppo e all'implementazione di programmi di vaccinazione.

- **Migliorare l'accesso ai servizi sanitari e di supporto:** Sostenere un migliore accesso all'assistenza sanitaria e ai servizi di supporto è fondamentale per garantire che le persone affette da CMV possano ricevere una diagnosi tempestiva, un trattamento appropriato e il supporto necessario per gestire le sfide fisiche, emotive e pratiche associate all'infezione.

- **Collaborazioni e Partenariati:** Costruire partenariati e collaborare con professionisti sanitari, ricercatori, politici e altre parti interessate può amplificare gli sforzi di sensibilizzazione e guidare il cambiamento delle politiche in modo più efficace. Queste collaborazioni possono creare una voce più forte e sostenere soluzioni globali sfruttando competenze e risorse collettive.

Il sostegno e il cambiamento delle politiche richiedono sforzi sostenuti, perseveranza e impegno per aumentare la consapevolezza e promuovere cambiamenti positivi. Impegnandosi in iniziative di sensibilizzazione, gli individui, le organizzazioni e le parti interessate possono creare un ambiente più solidale ed equo per le persone colpite da CMV, promuovere la diagnosi precoce, facilitare l'accesso alle risorse e, in definitiva, migliorare i risultati sanitari generali.

# CONCLUSIONE

Il citomegalovirus (CMV) è un'infezione virale diffusa e persistente che mette a dura prova gli individui, gli operatori sanitari e la società. Sebbene siano stati compiuti progressi significativi nella comprensione e nella gestione di questo virus complesso, resta ancora molto lavoro per superare i suoi ostacoli e proteggere le persone più vulnerabili alle sue potenziali conseguenze.

Una delle sfide principali per debellare il CMV è la necessità di una maggiore consapevolezza e conoscenza dell'infezione tra il grande pubblico e alcune popolazioni ad alto rischio. Molte persone devono essere più consapevoli dei potenziali rischi e impatti del CMV, che possono portare a misure preventive inadeguate, diagnosi ritardate e strategie di gestione non ottimali. Sensibilizzare l'opinione pubblica attraverso campagne educative, robusti sforzi di sensibilizzazione e una formazione completa degli operatori sanitari è fondamentale per affrontare questa sfida.

Un altro ostacolo significativo è la disponibilità limitata di trattamenti efficaci e l'emergere di resistenze ai farmaci. Sebbene gli attuali farmaci antivirali abbiano migliorato i risultati per molti pazienti, la loro efficacia può essere compromessa dalla resistenza ai farmaci o da effetti collaterali avversi, soprattutto nei soggetti immunocompromessi. I continui investimenti nello sviluppo di nuovi agenti antivirali, immunoterapie e interventi genetici sono essenziali per fornire opzioni terapeutiche più efficaci e mirate.

L'assenza di un vaccino contro il CMV autorizzato aggrava ulteriormente le sfide legate alla prevenzione e al controllo della diffusione del virus. Gli sforzi in corso per lo sviluppo del vaccino sono promettenti, ma permangono ostacoli significativi nella produzione di un vaccino sicuro, efficace e ampiamente accessibile in grado di proteggere le popolazioni vulnerabili, come neonati, donne incinte e individui immunocompromessi.

Affrontare le conseguenze a lungo termine delle infezioni da CMV, in particolare nei casi di CMV congenito o di gravi complicanze, è un'altra sfida fondamentale. Fornire servizi di supporto completi, programmi di riabilitazione e cure continue per le persone affette da disabilità o condizioni croniche derivanti dal CMV è essenziale per migliorare la loro qualità di vita e promuovere un recupero ottimale.

Superare le sfide poste dal CMV richiede un approccio multiforme che coinvolga la collaborazione tra ricercatori, operatori sanitari, politici, gruppi di difesa dei pazienti e la comunità più ampia. Promuovendo partenariati e sfruttando competenze collettive, risorse e sforzi di advocacy, possiamo promuovere progressi nella prevenzione, diagnosi, trattamento e supporto per le persone colpite da questa persistente minaccia virale.

In definitiva, debellare il CMV non è solo un'impresa scientifica o medica; è una responsabilità collettiva che richiede un impegno per l'istruzione, la ricerca, il sostegno e l'assistenza compassionevole. Affrontando le sfide frontalmente e adottando un approccio globale, possiamo creare un futuro in cui l'impatto del CMV è ridotto al minimo e le persone colpite dall'infezione possono vivere una vita più sana e appagante.

## Il Percorso da Seguire

Per vincere le sfide poste dal citomegalovirus (CMV) è necessario un impegno costante nel far progredire le conoscenze scientifiche, promuovere sforzi di collaborazione e implementare strategie globali che affrontino la prevenzione, la diagnosi, il trattamento e il supporto per le persone colpite da questa infezione virale persistente.

Il percorso da seguire deve dare priorità ai continui investimenti in ricerca e sviluppo su più fronti. Ciò comprende:

- **Sviluppo del vaccino:** Accelerare gli sforzi per sviluppare vaccini anti-CMV sicuri ed efficaci che proteggano le popolazioni vulnerabili, come neonati, donne incinte e individui immunocompromessi, rimane una priorità fondamentale. Superare gli ostacoli scientifici e logistici che hanno ostacolato le precedenti iniziative di sviluppo del vaccino è fondamentale per raggiungere questo obiettivo.

- **Nuove terapie antivirali:** Esplorare nuove classi di composti antivirali con meccanismi d'azione unici è essenziale per combattere la resistenza ai farmaci e fornire opzioni terapeutiche più efficaci per le infezioni da CMV. La collaborazione tra ricercatori, aziende farmaceutiche e agenzie di regolamentazione può accelerare la traduzione di promettenti agenti sperimentali nella pratica clinica.

- **Approcci immunoterapeutici:** Sfruttare la potenza del sistema immunitario attraverso strategie come terapie con cellule T specifiche per CMV, anticorpi monoclonali e inibitori del checkpoint immunitario ha un potenziale significativo per migliorare la capacità del corpo di combattere le infezioni da CMV, in particolare negli individui immunocompromessi.

- **Interventi genetici e molecolari:** I progressi nella terapia genica, nell'ingegneria genetica e nelle tecnologie molecolari aprono nuove strade per colpire e distruggere le infezioni da CMV a livello molecolare. La continua esplorazione di questi approcci all'avanguardia potrebbe portare a modalità di trattamento innovative e a una migliore comprensione delle interazioni ospite-virus.

Accanto a questi sforzi di ricerca, solide iniziative di sanità pubblica e campagne educative sono cruciali per aumentare la consapevolezza, promuovere misure preventive e favorire la diagnosi precoce delle infezioni da CMV. Gli sforzi di sensibilizzazione mirati dovrebbero concentrarsi sulle popolazioni ad alto rischio, sugli operatori sanitari e sul pubblico in generale, utilizzando varie piattaforme e sfruttando l'esperienza dei gruppi di difesa dei pazienti e delle parti interessate.

Anche il rafforzamento delle infrastrutture sanitarie e il miglioramento dell'accesso ai test diagnostici, alle cure e ai servizi di assistenza di supporto sono componenti essenziali del percorso da seguire. Ciò include la garanzia di risorse adeguate per le strutture sanitarie, la promozione delle migliori pratiche nella gestione del CMV e la fornitura di servizi di supporto completi per le persone colpite dalle conseguenze a lungo termine delle infezioni da CMV.

Inoltre, è necessario promuovere e sostenere la collaborazione e i partenariati tra ricercatori, operatori sanitari, politici e gruppi di difesa dei pazienti. Facendo leva sulle competenze collettive, sulle risorse e sugli sforzi di advocacy, possiamo promuovere cambiamenti politici significativi, garantire finanziamenti per la ricerca e i servizi di supporto e creare un ambiente più equo e solidale per le persone colpite dal CMV.

Il percorso da seguire è senza dubbio impegnativo, ma i potenziali vantaggi derivanti dalla conquista del CMV sono immensi. Adottando un approccio articolato che integra progressi scientifici, iniziative di sanità pubblica, miglioramenti delle infrastrutture sanitarie e sforzi di collaborazione, possiamo aprire la strada a un futuro in cui il peso del CMV sarà significativamente ridotto. Le persone colpite da questa infezione virale possono vivere una vita più sana e appagante.

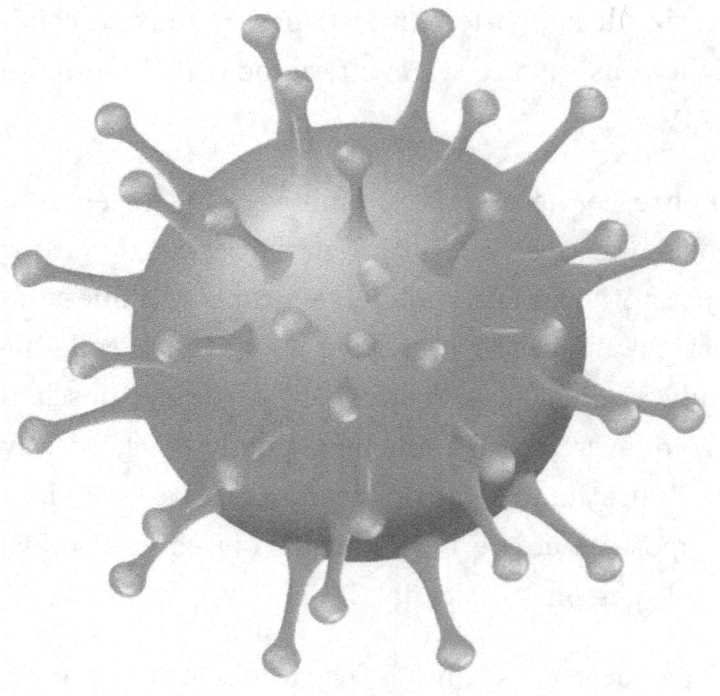

# APPENDICI

## Glossario di Termini

- **Anticorpo:** Una proteina prodotta dal sistema immunitario che riconosce e si lega a specifici antigeni per aiutare a proteggere l'organismo dagli agenti patogeni dannosi.
- **Antigene:** Qualsiasi sostanza che induce il sistema immunitario a produrre anticorpi contro di essa.
- **Asintomatico:**Non mostra sintomi di malattia.
- **CMV congenito:**Infezione da citomegalovirus che si verifica durante la gravidanza e viene trasmessa dalla madre al feto.

- **Citomegalovirus (CMV):** Un virus comune che può infettare persone di tutte le età e in genere rimane dormiente nel corpo.

- **Immunocompromessi:**Avere un sistema immunitario compromesso o indebolito.

- **Latenza:** Lo stato in cui un virus è presente nel corpo ma rimane inattivo o dormiente.

- **Reazione a catena della polimerasi (PCR):** Una tecnica di laboratorio utilizzata per amplificare e rilevare sequenze di DNA e RNA.

- **Sieroprevalenza:** Il livello di un agente patogeno in una popolazione, misurato nel siero del sangue.

- **Viremia:** La presenza di virus nel sangue.

# Domande Frequenti

1. ***Cos'è il citomegalovirus (CMV)?***

   Il CMV è un virus comune che può infettare persone di tutte le età. Una volta infettato, il virus rimane nell'organismo per tutta la vita, generalmente in uno stato dormiente.

2. ***Come viene trasmesso il CMV?***

   Il CMV si diffonde attraverso il contatto ravvicinato con i fluidi corporei, come saliva, sangue, urina, sperma e latte materno.

3. ***Chi è a rischio di CMV?***

   Sebbene chiunque possa contrarre il CMV, esso rappresenta il rischio più elevato per le donne incinte, i neonati e gli individui con un sistema immunitario indebolito.

4. ***Quali sono i sintomi del CMV?***

   La maggior parte delle persone con CMV non presenta sintomi. Tuttavia, quando si manifestano, i sintomi possono includere febbre, mal di gola, affaticamento e gonfiore delle ghiandole.

5. **Come viene diagnosticato il CMV?**

   Il CMV viene diagnosticato attraverso test di laboratorio, che possono includere esami del sangue, esami delle urine e tamponi faringei.

6. **È possibile trattare il CMV?**

   Non esiste una cura per il CMV, ma i farmaci antivirali possono aiutare a controllare il virus e prevenire o curare la malattia.

7. **Esiste un vaccino per il CMV?**

   Attualmente non esiste un vaccino contro il CMV, ma sono in corso ricerche per svilupparne uno.

8. **È possibile prevenire il CMV?**

   Buone pratiche igieniche, come il lavaggio delle mani, possono aiutare a prevenire la diffusione del CMV, soprattutto per i soggetti ad alto rischio.

9. **Quali complicazioni può causare il CMV?**

   In alcuni casi, il CMV può causare gravi problemi di salute, come perdita dell'udito, della vista e disabilità dello sviluppo, in particolare nei neonati.

10. ***Dove posso trovare ulteriori informazioni sul CMV?***

È possibile trovare risorse e supporto aggiuntivi nel Capitolo 9 di questo libro, nonché attraverso operatori sanitari e organizzazioni di supporto.

# Riferimenti e Ulteriori Letture

## Informazioni generali sul CMV


- Mocarski, E. S., Shenk, T., Griffiths, P. D., & Pass, R. F. (2013). Citomegalovirus. In *Fields Virology* (6a ed., vol. 2, pp. 1960-2014). Lippincott Williams & Wilkins.
- Cannon, M. J., Schmid, D. S. e Hyde, TB (2010). Revisione della sieroprevalenza del citomegalovirus e delle caratteristiche demografiche associate all'infezione. *Recensioni in Virologia Medica*, 20(4), 202-213.


## Diagnosi e test di laboratorio


- Lazzarotto, T., & Guerra, B. (2017). Nuovi progressi nella diagnosi dell'infezione congenita da citomegalovirus. *Giornale di virologia clinica*, 88, 19-24.
- Stagno, S. e Britt, WJ (2012). Infezioni da citomegalovirus. In *Principi e pratica delle malattie infettive pediatriche* (4a ed., pp. 1089-1097). Elsevier Saunders.

## Trattamento e gestione

- Kimberlin, DW e Whitley, RJ (2015). Terapia antivirale di HSV-1 e -2. In *Ricerca antivirale: strategie nella scoperta di farmaci antivirali* (pp. 45-63). Stampa ASM.

- Griffiths, P. D., Stanton, A., McCarrell, E., Smith, C., Osman, M., Harber, M., ... & Emery, V. C. (2011). Vaccino glicoproteina-B del citomegalovirus con adiuvante MF59 nei pazienti sottoposti a trapianto: uno studio randomizzato di fase 2 controllato con placebo. *The Lancet*, 377(9773), 1256-1263.

## Prevenzione e sanità pubblica

- Adler, SP e Marshall, B. (2007). Citomegalovirus e asili nido: prove di un aumento del tasso di infezione tra gli operatori degli asili nido. *The New England Journal of Medicine*, 317(10), 596-602.

- Pass, R. F., Zhang, C., Evans, A., Simpson, T., Andrews, W., Huang, M. L., ... & Britt, W. (2009). Prevenzione vaccinale dell'infezione materna da citomegalovirus. *The New

England Journal of Medicine*, 360(12), 1191-1199.

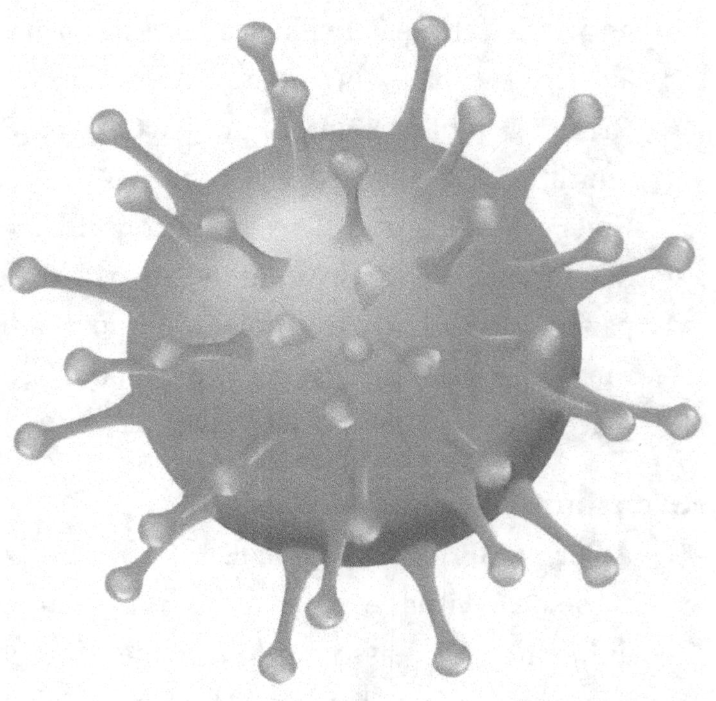